Essen Sie doch, was Sie wollen!

Für Papa

Die Autorin

Vera Int-Veen wurde vor 33 Jahren im Rheinland geboren und hat sich langsam aber sicher – mit kurzem Zwischenstop in den Alpen – bis Berlin vorgearbeitet. Als Talk-Show Moderatorin („Vera am Mittag") ist sie seit 1996 bei SAT.1 in Lohn und Brot; daneben kennt man sie aus verschiedenen Unterhaltungssendungen. „Essen Sie doch, was Sie wollen!" ist ihr erstes Buch, soll aber nicht ihr letztes sein.

www.vera.de

Wichtiger Hinweis

Die in diesem Buch veröffentlichten Ratschläge wurden mit größter Sorgfalt von Verfasserin und Verlag erarbeitet und geprüft. Eine Garantie kann jedoch nicht übernommen werden. Ebenso ist eine Haftung der Verfasserin bzw. des Verlages und seiner Beauftragten für Personen-, Sach- oder Vermögensschäden ausgeschlossen.

Bildnachweis:

Fotos Vera Int-Veen: Antonius
Stefanie Zehender: S. 64; Alno: S. 78; Brigitte Sporrer: S. 20, 22, 28, 38, 44, 48, 54, 57, 59, 69, 77, 80, 82, 83, 84, 85, 92, 94, 95, 100, 107

Die Deutsche Bibliothek – CIP-Einheitsaufnahme

Int-Veen, Vera:
Essen Sie doch, was Sie wollen! :
Selbstbewußtsein statt Ernährungskomplexe /
Vera Int-Veen. - Frankfurt am Main : Eichborn, 2001
ISBN 3-8218-3692-X

Lektorat: Oliver Thomas Domzalski
Umschlaggestaltung: Andreas Hubert unter Verwendung einer Fotografie von ©Antonius
Redaktion, Satz und Layout: Verlagsbüro Meidenbauer • Martin, München
Druck und Bindung: Fuldaer Verlagsagentur
ISBN 3-8218-3692-X

Verlagsverzeichnis schickt gern:
Eichborn Verlag AG, Kaiserstr. 66,
D – 60329 Frankfurt am Main
www.eichborn.de

Das richtige Maß – Qualität statt Quantität 72/73

Goldene Regel – Bewusst essen und genießen 92|93

Kochgeschichten bedeutender Persönlichkeiten 108/109

Anhang 128

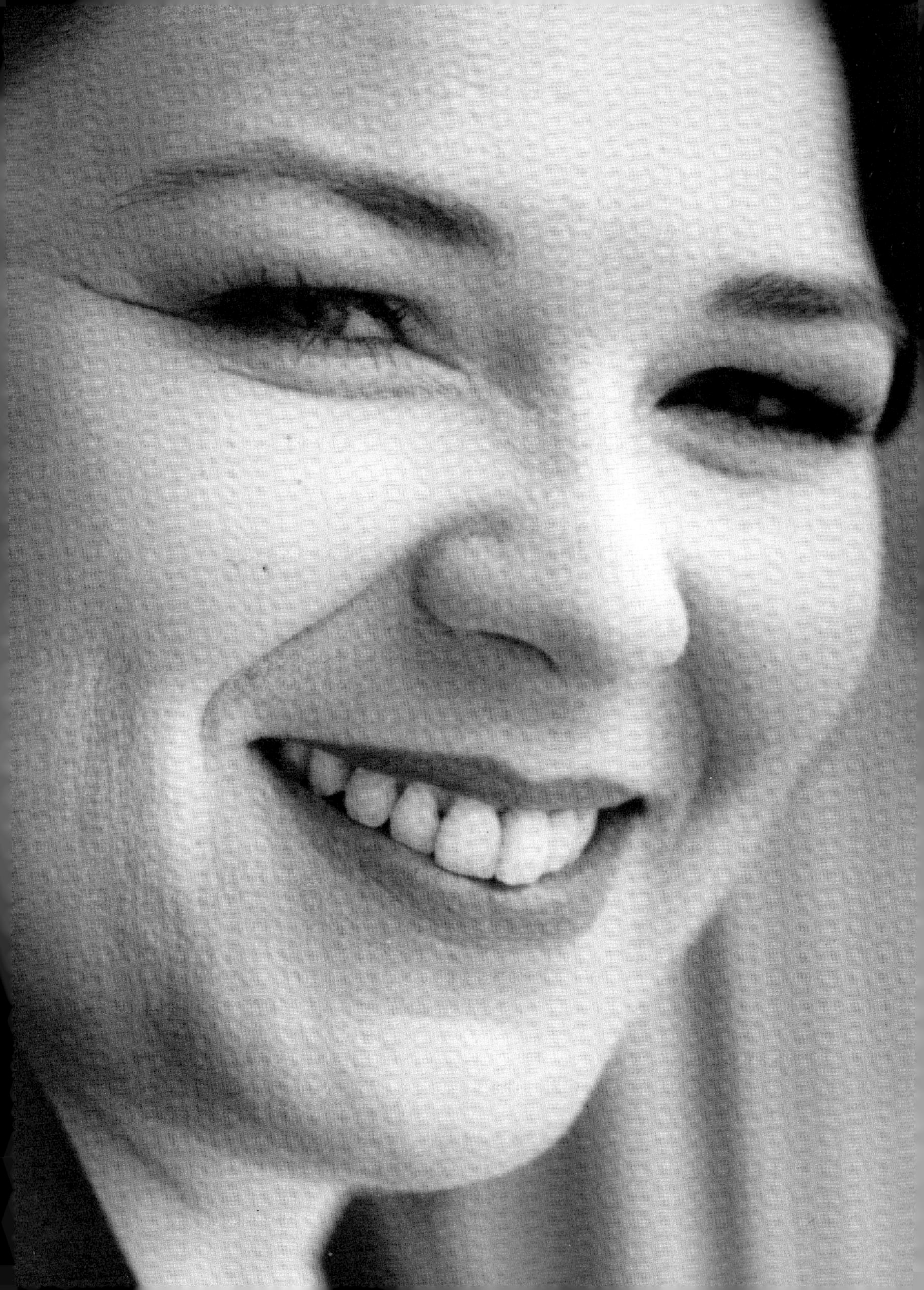

Einige Gedanken vorweg

EIGENTLICH verfolgt mich die Idee zu diesem Buch schon mein ganzes Leben. Egal, an welche Zeit ich zurückdenke: Ich war das dickste Baby, das dickste Kleinkind, das dickste Schulkind, die dickste Jugendliche. Mit 16 verliebte ich mich mit pubertärer Leidenschaft unsterblich in einen schlanken Jüngling und machte dabei die Ur-Erfahrung so manches molligen Teenagers: Der hehre Jüngling gab einer gertenschlanken Grazie den Vorzug. Ich machte meine Pfunde für die Ablehnung verantwortlich, und für einige Zeit ergab ich mich in mein vermeintliches Schicksal: Ich war eben die „lustige Dicke". Damit bin ich viele Jahre gut zurechtgekommen, denn ich hatte bei meinen Eltern gelernt, dass es auch eine innere Schönheit gibt.

Aber als ich mich ein paar Jahre später ernsthaft verliebte und die Erotik eine wichtige Rolle in meinem Leben zu spielen begann, fand ich mich viel zu üppig – und machte deswegen einen schweren Fehler: Ich startete meine erste Diät.

Seitdem habe ich jede Menge ausprobiert: Ananasdiät, Slimfast, Hollywood-Star-Diät, Weight Watchers, Trennkost, FdH und anderes. Mein persönlicher Erfolg bestand immer in einer schnellen Gewichtsabnahme und einer doppelt so schnellen Gewichtszunahme. Und deswegen kenne ich mich aus im mitunter verzweifelten Kampf der „Übergewichtigen" mit ihren Pfunden.

Während ich das hier schreibe, steht auf meinem Tisch ein Glas Portwein, und auf einem blaugoldenen Teller liegen zwei erstklassige Pralinen, die ich langsam und genüsslich essen werde. Zwei Pralinen, nicht 20! Und heute Abend werde ich zum Italiener gehen und gut essen. Ich kann mir das leisten, denn ich habe den Kampf gegen die Diät-Terroristen gewonnen – durch eine ebenso lustbetonte wie auch bewusst gestaltete Ernährung habe ich einen unglaublich hohen Spaßfaktor in meinem Leben dazugewonnen: Genussvolles und ausgedehntes Essen. Und wenn Sie Ihrem Leib als Dank für die Genüsse, die er Ihrer Seele vermittelt, auch noch genügend Bewegung erlauben – dann haben Sie einfach alles richtig gemacht. Gutes Essen und Trinken hält auch heute noch – oder gerade heute – Leib und Seele zusammen.

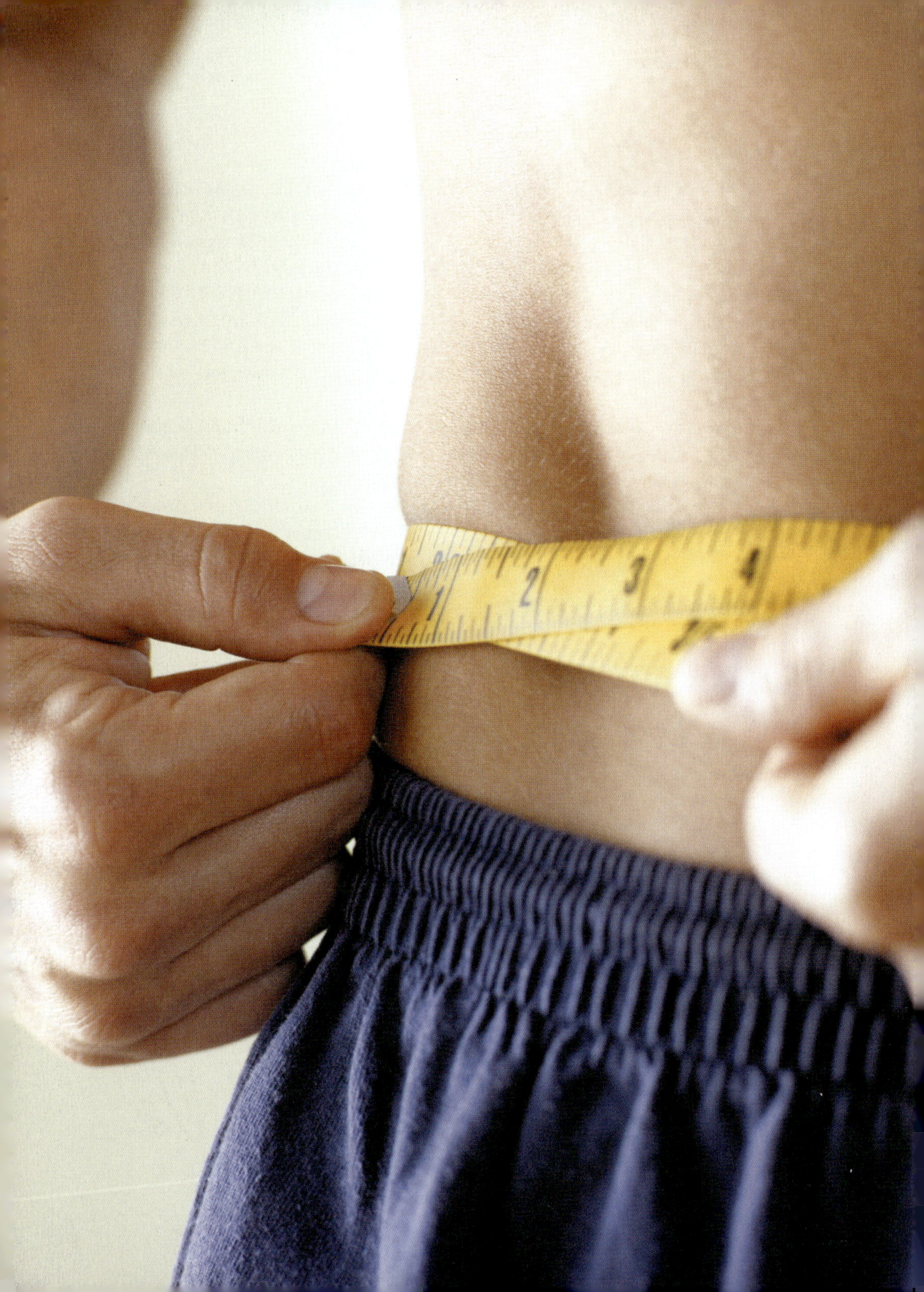

Rank und schlank und trotzdem essen, was man will? Leider sieht die Realität etwas anders aus: Viele versuchen, oft vergeblich,

1 Idealgewicht – Wunsch und Wirklichkeit

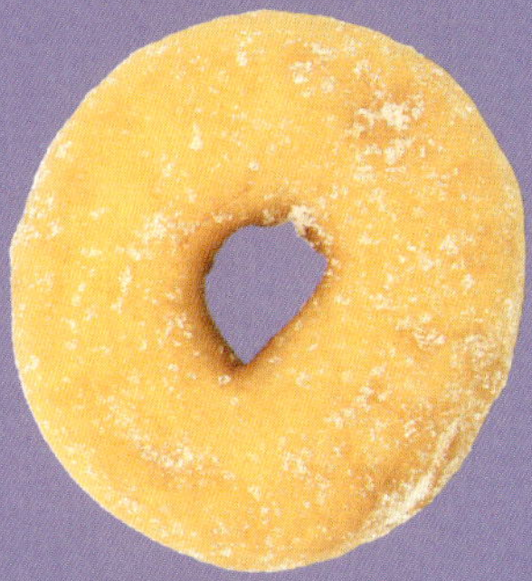

einem Schönheitsideal nachzueifern, das sie niemals erreichen werden.

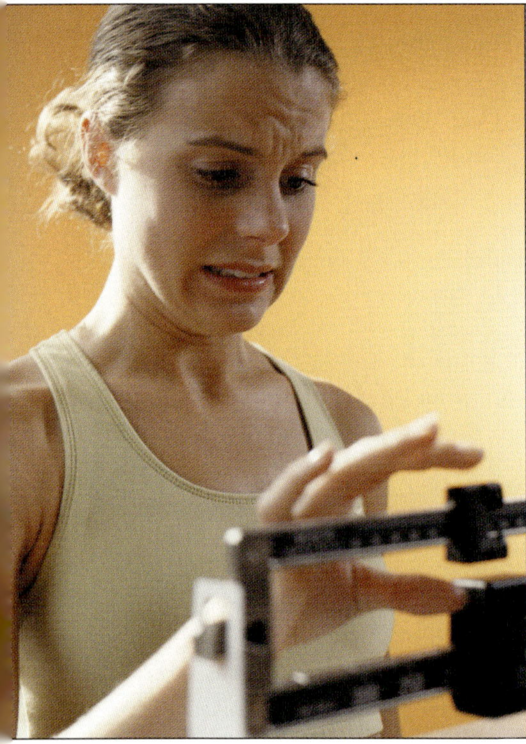

Wer kennt nicht die Angst vor dem Gang zur Waage, die oft viel mehr als das Idealgewicht anzeigt.

Wege aus der Diätfalle

Mir selbst war immer schon klar, dass ich nicht geboren wurde, um als Laufsteg-Gazelle durchs Leben zu trippeln. Ich war bereits als Kind rundlich und auch als Teenager nicht eben besonders schlank, und Fragen wie: „Warum bist du eigentlich dick? Ist deine Schwester auch dick? Sind eigentlich alle in deiner Familie dick?" habe ich oft genug gehört.

In meiner Familie ist es so, dass väterlicherseits alle Frauen zu einer gewissen Stämmigkeit neigen. Ein bisschen davon habe ich wohl mitbekommen. Und deswegen bin ich kein filigraner Typ mit Konfektionsgröße 36 und werde es auch nie sein. Natürlich hätte ich gern fünf bis acht Kilogramm weniger, aber dabei geht es mir nicht um ein Schlankheitsideal, das ich unbedingt erreichen müsste, sondern um die Treppen zu meiner Wohnung im fünften Stock. Es wäre mir durchaus möglich, diese Kilos abzunehmen – aber bei dem Versuch, das neue Gewicht zu halten, müsste ich mir die Freude am Leben vermiesen.

Idealgewicht = Wohlfühlgewicht?

Nach den Kriterien der Schlankheitsverkäufer und Ernährungsgurus bin ich übergewichtig. Ich sehe es so: Die Natur hat mir, Vera Int-Veen, ein Wohlfühlgewicht gegeben, und wenn das über den Werten liegt, die mir irgendwelche Leute vorschreiben wollen – dann ist das wirklich nicht mein Problem. Ich bin mit meinem angeblichen Übergewicht kerngesund, und ich fühle mich wohl.

Der Kampf mit der Traumfigur

Sind Sie gerade auf Diät? Ja? Sieht Ihr „Menüplan" womöglich so aus: morgens eine Tasse ungesüßten Kräutertee mit einer

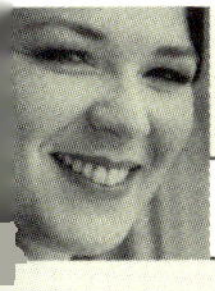

MEIN TIPP

Kämpfen Sie nicht gegen Ihre Natur an!
Lassen Sie sich für die so genannte Idealfigur nicht die Freude am Leben nehmen. Arrangieren Sie sich stattdessen mit Ihren Pfunden, solange Sie sich damit wohl fühlen!

Scheibe selbst gebackenem Knäckebrot, mittags einen Schnitzer Tofu natur mit Radieschenscheiben und einem Spritzer Balsamico, abends 70 Gramm gegrillte Putenbrust mit einer in Salzwasser gedünsteten Karotte an zwei Petersilienblättern? Ja? Dann ist dieses Buch speziell für Sie geschrieben. Sie können es sich auch noch „einfacher" machen und sich mit industriell vorgefertigter Pampe, mit Pulvern und Granulaten traktieren. So etwas heißt Formula-Diät. Kein langwieriges Herumgekoche, kein Zeit raubendes Einkaufen! Der bequeme Weg zur schlanken Linie! Der direkte Weg ins Glück! Einfach umrühren und fertig!

Diät kostet nicht nur Geld

Was Sie da anrühren dürfen, kann Sie bis zu 23 Mark am Tag kosten. Dafür haben Sie aber die Wahl, ob es nach Erdbeere, Banane, Vanille oder Schokolade schmeckt. Was Sie das Zeug ansonsten kostet, merken Sie spätestens dann, wenn Ihr Nervenkostüm immer dünner wird und Sie irgendwann beginnen, Menschen anzufauchen, die Ihnen überhaupt nichts getan haben. Nun ja, als Diätler kennen Sie das sicher. Und wenn Sie noch nicht bei Slimfast und Co. angelangt sind, dann kennen Sie mit Sicherheit andere Arten, sich zu quälen und zu kasteien.

Ich kann Ihnen selbstverständlich nicht garantieren, dass Sie nach der Lektüre dieses Buches sofort wieder ein gut gekochtes Essen genießen – aber ich verspreche Ihnen, dass ich mir alle Mühe geben werde, um Sie aus Ihrem Diätkerker zu befreien!

Der kritische Blick

Natürlich ist dieses Buch auch für die potenziellen Opfer geschrieben, für diejenigen also, die noch nicht in die Diätfalle getappt sind – die aber immer öfter darüber nachdenken, ob Sie nicht mal eine Diät machen sollten. Gehören Sie auch zu denen, die morgens und abends mit sorgenvoll gerunzelter Stirn auf die Skala der Waage blicken?

Ein von Natur aus gertenschlanker Mensch kann sich diesen Kampf, den eine Unmenge seiner Zeitgenossen führen, womöglich gar nicht vorstellen – doch ein Blick in die einschlägigen Illustrierten wird sogar ihn das Fürchten lehren: Wir leben anscheinend im Zeitalter des globalen „Diät-Terrorismus": „Brigitte-Diät", „Hollywood-Star-Diät", „Fit for Life", Hay'sche „Trennkost" pur, „Makrobiotik", „Rotationsdiät", „Anthroposophische Ernährungslehre", „Slimfast", „Weight Watchers" und so weiter.

Widerstand zwecklos?

Es ist gar nicht so leicht, einen klaren Kopf zu behalten bei all den Parolen, die von Schlankheitsverkäufern und Ernährungsgurus tagtäglich in den Medien verbreitet werden. Und wer ihn schon verloren hat, den klaren Kopf, der sollte dieses Buch ganz besonders gründlich lesen.

Egal, ob Sie schon in der Falle sitzen oder ob Sie gerade hineinzutappen drohen – der Ausstieg aus der praktizierten und theoretischen Diätmentalität beginnt damit, dass Sie sich fragen, warum Sie das tun. Wollen Sie das wirklich? Abnehmen um jeden Preis? Wollen Sie sich selbst versklaven? Und das alles nur für die „Traumfigur"? Horchen Sie in einer ruhigen Minute tief in sich hinein, und beantworten Sie sich diese Frage ehrlich. Und? Glauben Sie immer noch, dass es sich lohnt?

INFO

Vorsicht Diätwahn!

Überlegen Sie sich sehr, sehr gründlich, ob Sie tatsächlich mit dem Diätwahn beginnen sollen. Treffen Sie keine vorschnelle Entscheidung. Denn der Weg, auf den Sie sich womöglich begeben wollen, führt im schlimmsten Fall in die psychische und physische Katastrophe. Im günstigsten Fall werden Sie sich zu einem frustrierten, leicht reizbaren und immer etwas hungrigen Menschen entwickeln, der den anderen und auch sich selbst zunehmend auf den Geist geht.

Sind Sie zum Leiden geboren?

Bevor Sie auf Diät-Trip gehen, stellen Sie sich die drei alles entscheidenden Fragen:

- Sind Diäten überhaupt geeignet, um einen langfristigen Gewichtsverlust zu erreichen?
- Welchen physischen und psychischen Preis muss ich für die „Traumfigur" zahlen?
- Macht es für mich persönlich wirklich Sinn, so etwas zu probieren, oder würde ich nur Steine den Berg hinaufrollen?

Wenden wir uns zunächst einmal der dritten Frage zu. Machen Sie sich einmal Gedanken darüber, wie es Ihnen mit Ihrer Art zu essen eigentlich geht. Fühlen Sie sich wohl dabei? Genießen Sie Ihre Speisen?
Die Frage, ob eine Diät für Sie ganz persönlich überhaupt Sinn macht, hat auch noch einen anderen, sehr gewichtigen Aspekt: Führen Sie keinen Krieg gegen die Natur, führen Sie keinen Krieg gegen Ihren Körper. Wenn Ihre Gene Sie dazu bestimmt haben, etwas rundlicher zu sein, dann ist es sinnlos, den Körper eines Models herbeizwingen zu wollen. Das funktioniert einfach nicht. Niemand kann einen Krieg gegen die von der Natur für ihn bestimmte körperliche Verfassung gewinnen.

Selbstmitleid hilft nicht

Wir Molligen jammern ja gern darüber, dass Mutter Natur so gnadenlos ungerecht sei. Wer zur Rundlichkeit neigt, blickt mitunter staunend und meist neidisch auf die natur-

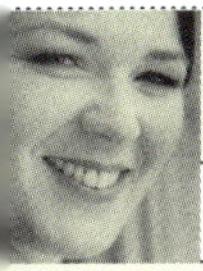

MEIN TIPP

Es geht auch anders!

Denjenigen, die noch grübelnd vor der Diätfalle stehen, möchte ich raten: Bleiben Sie um Himmels willen bei Ihren Essensgewohnheiten, wenn Sie diese genießen und Sie sich damit wohl fühlen! Wenn Sie trotzdem abnehmen möchten, bitte sehr: Fahren Sie für eine Weile die Kalorienzufuhr ein wenig herunter und vor allem: Bewegen Sie sich! Dann können Sie auf dubiose Abmagerungskuren verzichten. Und jammern Sie nicht, wenn es etwas länger dauert – wieso haben Sie es eigentlich so eilig? Wollen Sie sich ruinieren?

haft Schlanken, jene begnadete Spezies Mensch, die in sich hineinfuttern kann, was und wie viel sie nur will, ohne zuzunehmen. Welch entsetzliche Ungerechtigkeit!

Tja, aber so ist das nun mal, und unser Klagegeheul verhallt ungehört in der Weite des Alls. Und obendrein sind wir es, die ungerecht sind. Denn es liegt nicht an der Natur. Es sind die Schlankheitsverkäufer, die uns permanent ihr fragwürdiges Schönheitsideal um die Ohren hauen und am Schlankheitswahn Schuld sind.

Aber kommen wir zu unserer Frage zurück: Wenn Sie entscheiden wollen, ob es für Sie persönlich überhaupt Sinn macht, sich auf den Diät-Trip zu begeben, müssen Sie sich Klarheit darüber verschaffen, ob Sie psychisch und physisch für diese Torturen geeignet sind. Nicht jeder ist zum Leiden geboren!

Das Diktat der „Schlankheitsverkäufer“

Überprüfen Sie zunächst einmal, inwieweit Ihre Selbstwahrnehmung auf Fakten beruht. Womöglich sind Sie schon so ferngesteuert, dass Sie sich für dick halten, obwohl Sie es überhaupt nicht sind.

Es verwundert jedenfalls nicht, dass viele Menschen diesem Psychoterror erliegen und sich mit Diäten herumquälen, obwohl sie objektiv keinerlei Grund dafür haben: Sie sind gesund, und sie fühlen sich wohl, auch mit einigen Pfunden mehr.

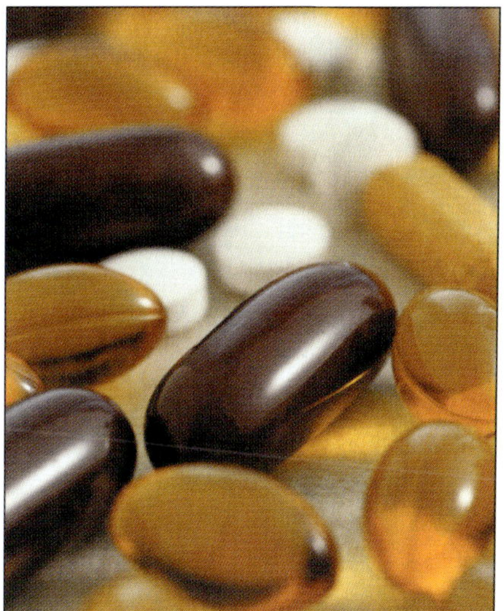

Schlankheitspillen gibt es in allen Farben und Formen. Sie versprechen viel und halten wenig.

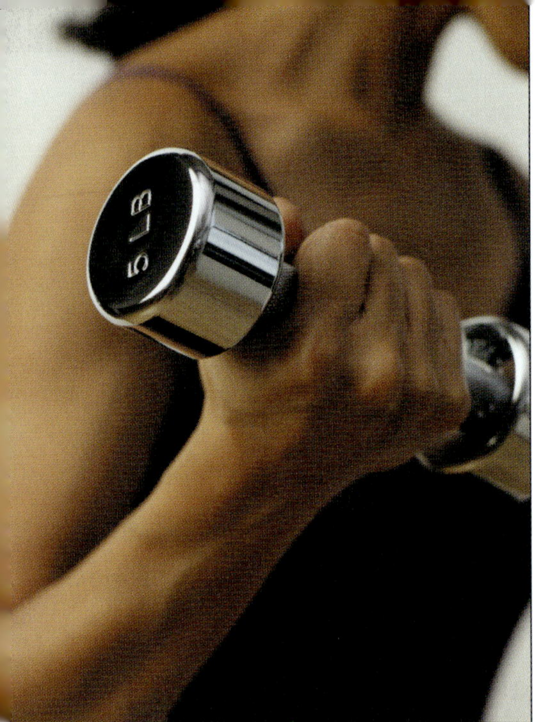

Hand in Hand mit dem Diätwahn geht der Fitnesswahn. Die Besitzer von Fitnessstudios freut's.

Warum sollten sie dann eigentlich abnehmen, fragt man sich, und man kennt die Antwort: Weil nur schlanke Menschen wirklich glücklich sein können.

Schlank und glücklich?

Besonders auf uns Frauen wird ein gnadenloser Druck ausgeübt. Wir haben schlank zu sein, koste es, was es wolle. Viele Frauen reden unablässig vom Abnehmen, und in ihren Gedanken nimmt das Thema „Diäten" einen sehr großen Raum ein. Der ferngesteuerte Schlankheitswahn in unserer Gesellschaft geht aber noch weiter: Man hat in verschiedenen Untersuchungen festgestellt, dass eine wahre Heerschar von eher Untergewichtigen von der fixen Idee besessen ist, unbedingt abnehmen zu müssen. In erster Linie sind es junge Frauen, was wohl irgendwie in der Natur der Sache liegt, aber auch dünne junge Männer finden sich eher zu dick. Nun, ich habe Menschen kennen gelernt, die 40 oder 50 Kilogramm abgenommen hatten. Aber sie waren deswegen nicht zwangsläufig glücklicher. Sie waren selbstbewusster. Und das ist auch gut so. Und bei vielen dieser Menschen machten die Abmagerungskuren durchaus Sinn, denn sie erfolgten in erster Linie aus gesundheitlichen Gründen.

Diät als Alibi

Einige Menschen nutzen den allgemeinen Schlankheitswahn auch, um sich vor diesem oder jenem in ihrem Leben zu drücken. Das Abspecken hat hier so etwas wie eine Alibifunktion. Es gibt sehr, sehr viele Sätze, die so anfangen: „Wenn ich erst einmal schlank bin, dann werde ich ..." Selbstverständlich. Wenn Sie erst einmal schlank sind, dann werden Sie wieder zum Schwimmen gehen. Dann werden Sie zum Tanzen gehen. Dann werden Sie sich auch um den neuen Job bewerben. Wenn Sie erst mal schlank sind, dann lösen sich all Ihre Probleme von selbst. Mit Ihrem jetzigen Übergewicht hat es überhaupt keinen Sinn, etwas Derartiges anzupacken. Sie werden das erledigen, wenn Sie schlank sind.

Ach, Sie kennen das von Ihrer Freundin? Dann wissen Sie ja womöglich auch schon, in was für einen psychischen Sumpf diese Denkweise führen kann. Was stellen Sie fest, wenn Sie Ihre Freundin kritisch ansehen? Genau! Sie verschiebt alle Dinge, die sie eigentlich tun möchte oder sollte, auf den Tag X, an dem sie dann schlank genug sein wird, um all das zu tun. Das Dumme ist nur, dass sie auf die Dauer nicht ab-, sondern zunimmt, und das deprimiert sie dermaßen, dass sie sich irgendwie zu gar nichts mehr richtig aufraffen kann.

Die arme Freundin. Versucht das Unmögliche. Rollt Steine den Berg hinauf wie Sisyphus. Weil sie einfach nicht für die Figur geboren wurde, die sie haben möchte. Sie ist von Natur aus eine eher Rundliche, die wie ein Stock mit Busen aussehen möchte.

Was wäre wenn?

Wie? Bei Ihnen liegt die Sache anders? Sie wiegen zwar sieben Kilo zu viel, aber Sie trauen sich zu, durch eisernen Willen Ihren „Traumkörper“ zu erarbeiten?

Nun ja. Ich kann mir vorstellen, dass Sie das schaffen können – wenn es Ihre erste Diät ist, wenn Sie all Ihre Kräfte auf dieses Ziel konzentrieren, und wenn Sie wirklich bereit sind, sich gnadenlos zu quälen. Doch Sie sollten ruhig schon jetzt einmal darüber nachdenken, was eigentlich wäre, wenn es Ihnen tatsächlich gelänge, die Luxusfigur herbeizuschinden. Stellen Sie sich vor, unter welchem Druck Sie stünden, wenn Sie Ihr Idealgewicht erreicht hätten: Jetzt müssten Sie eigentlich vollkommen glücklich sein. Aber womöglich sind Sie es gar nicht. Weil trotz Traumfigur immer noch das eine und andere Problem zwickt.

Schlank, aber unglücklich ...

Klar: Sie genießen all die Vorteile, die schlanke, attraktive Menschen im täglichen Leben gegenüber den Dicken haben. Aber Sie stellen auch fest, dass Schlanksein nicht automatisch Glücklichsein bedeutet. Sie stellen fest, dass die ehrlichen Gefühle anderer Menschen für Sie ganz und gar nicht von Ihrem Gewicht abhängig sind. Sie

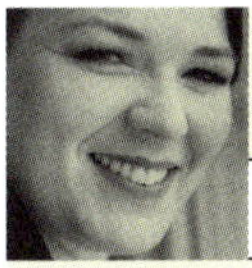

MEIN TIPP

Wehren Sie sich gegen Fremdbestimmung!

Anstatt sich mit Diäten herumzuquälen, sollten Sie lernen, sich selbst zu mögen. Lassen Sie sich von den Schlankheitsverkäufern nicht niedermachen! Sie müssen nicht so aussehen, wie die das wollen. Wenn Sie meinen, Sie müssten ein paar Pfund abnehmen, um sich dann körperlich besser zu fühlen, dann versuchen Sie abzunehmen. Aber ohne jeglichen Diätzwang! Essen Sie bewusst und bewegen Sie sich. Benutzen Sie Ihren Verstand, dann prallt das Geschrei der anderen einfach an Ihnen ab.

mögen manchen Männern begehrenswerter erscheinen als vorher – aber machen Sie sich klar, dass dieses plötzliche Interesse hauptsächlich Ihrem Körper gilt. Wer Sie als Mollige nicht leiden konnte, der kann Sie auch jetzt nicht leiden, wenn er ehrlich ist. Und: Machen Sie sich klar, was für ein frustrierendes und anstrengendes Leben Sie führen müssten, um Ihre hart erkämpfte Figur zu behalten. Es ist ja nicht so, dass die Quälerei jetzt vorbei wäre! Oh nein! Sie geht weiter und weiter und weiter. Denn Sie müssen sich weiter quälen, um den neuen Traumkörper auch zu behalten. Ein Leben lang täglicher Essensfrust, für immer etwas hungrig und gereizt, und dazu noch die ständige Schinderei im Fitnessstudio. Und jetzt frage ich Sie: Ist das wirklich das, was Sie wollen? Kann ein halbwegs normaler Mensch damit glücklich sein?

Die Gene machen, was sie wollen

Wenden wir uns nun dem Körper zu. Denn wenn Sie wissen wollen, ob für Sie ganz persönlich eine Diät sinnvoll sein könnte, sollten Sie versuchen festzustellen, warum Sie eigentlich zu viel wiegen. Ist es Veranlagung? Oder essen Sie zu viel? Unsere umtriebigen Wissenschaftler haben herausgefunden, dass Appetit und Kalorienverbrauch je nach Vererbung stark schwanken können. Entscheidend dafür ist der jeweilige Stoffwechsel-Typ. Manche können futtern, so viel sie wollen, und bleiben schlank, und manche nehmen auch bei Miniportionen zu.

Der Grundumsatz

Als „Energiesparer" sind Sie figurmäßig eher schlecht dran, denn Ihr Grundumsatz – Ihr Energieverbrauch im Ruhezustand – ist niedriger als beim Durchschnitt der Menschen. Und da der Grundumsatz 60 Prozent des Energieverbrauchs ausmacht, nimmt man als Energiesparer natürlich auch leichter zu.

Das Gegenteil, der „Großverbraucher", kann im Extremfall bis zu dreimal so viele Kalorien verbrennen wie der Energiesparer. Und darauf muss man sich als gewichtsbewusster Mensch einstellen – wenn man denn unbedingt schlank sein möchte. Dazu kommen auch noch andere individuelle Verschiedenheiten. Zum Beispiel, ob Sie ein ruhiger oder ein eher nervöser Mensch

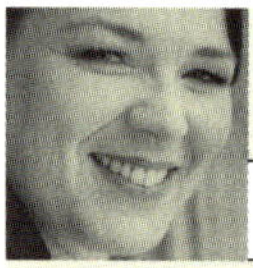

MEIN TIPP

Tun Sie, was gut für Sie ist!!

Begreifen Sie endlich, dass man Sie an der Nase herumführt! Man vermiest Ihnen die Freude am richtigen Essen, stiehlt Ihnen damit ein großes Stück allerwichtigster Lebensqualität und lässt Sie auch noch einen Haufen Geld dafür bezahlen. Macht das Sinn? Wozu die ganze Quälerei? Wäre es nicht viel besser, Sie würden wieder selbst entscheiden, was gut für Sie ist? Und was Ihnen gut schmeckt? Denken Sie einfach mal daran, wie wunderbar das Leben sein könnte, wenn Sie essen könnten, was Sie nur wollen.

sind. Man hat bei Versuchen normalgewichtige Frauen vom Typus „ruhig" und vom Typus „nervös" zwei Monate lang mit 1000 Extrakalorien am Tag „gemästet", und das Ergebnis war: Die Ruhigen nahmen acht Kilo zu, die Nervösen nur zwei.

Ausgewogene Ernährung ist das A und O beim Schlankwerden und -bleiben. Auch Vitamine allein machen nicht glücklich.

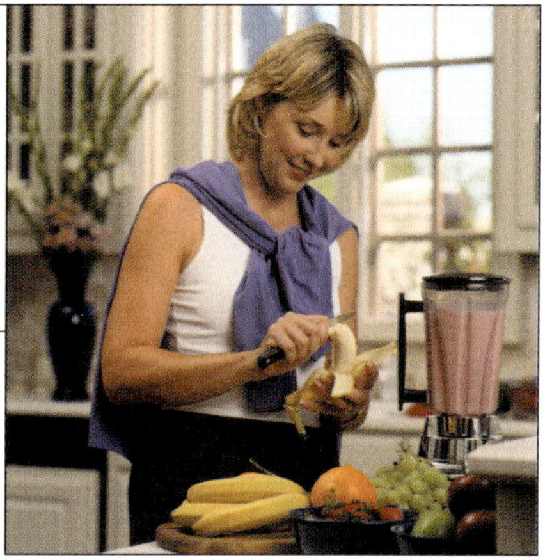

Schlank werden o.k. – schlank bleiben oje ...

Wenn Sie zu denen gehören, die von Natur aus eher etwas rundlicher sind, aber trotzdem den von der Schlankheitsindustrie verordneten Modelkörper haben wollen – dann können Sie nicht gleichzeitig ein angenehmes Leben führen. Denn der „Traumkörper" wird Sie lebenslang harte Arbeit kosten. Sie werden viel Zeit im Fitnessstudio verbringen müssen. Und dazu kommt dann der Diätwahn. Ich habe mich lange Zeit von einer Diät in die andere gestürzt – und das wirklich Fatale an der ganzen Sache war: Jedes Mal, wenn ich eine Diät hinter mir hatte – egal, ob korrekt durchgezogen oder abgebrochen –, war mir eigentlich klar, dass ich mit diesem Unfug aufhören sollte.

Aber das nächste Mal!

Ich hatte es eigentlich auch vorher schon gewusst, dass es nichts wird – aber das hat mich nicht davon abgehalten, es trotzdem wieder zu probieren. Während ich einerseits davon überzeugt war, dass Diäten letztlich nichts nützen, war ich andererseits genauso überzeugt davon, dass es diese neue Diät, die ich gerade anfing, hundertprozentig bringen würde. Das ist der Diätwahn. Man ist durchaus etwas schizoid, wenn man so richtig auf dem Diät-Trip ist. Ich wette, manche Menschen sind regelrecht diätsüchtig. Dazu gehört zwar ein kräftiger Schuss Masochismus, aber den haben offensichtlich sehr viele.

Abnehmen ist keine Vergnügungsveranstaltung. Ganz im Gegenteil. All diese Diäten, die noch auf Sie zukommen werden, all diese grotesken Abmagerungskuren, denen Sie sich immer wieder unterziehen werden, wenn Sie jetzt die falsche Entscheidung treffen – all das sind tief greifende Veränderungen in Ihrem Leben, die Sie sehr deutlich prägen werden. Möglicherweise sind Sie sich noch gar nicht so richtig klar darüber, wie ungeheuer wichtig diese Entscheidung für Sie ist. Bedenken Sie: Diese Entscheidung bestimmt ganz wesentlich die Qualität Ihres weiteren Lebens.

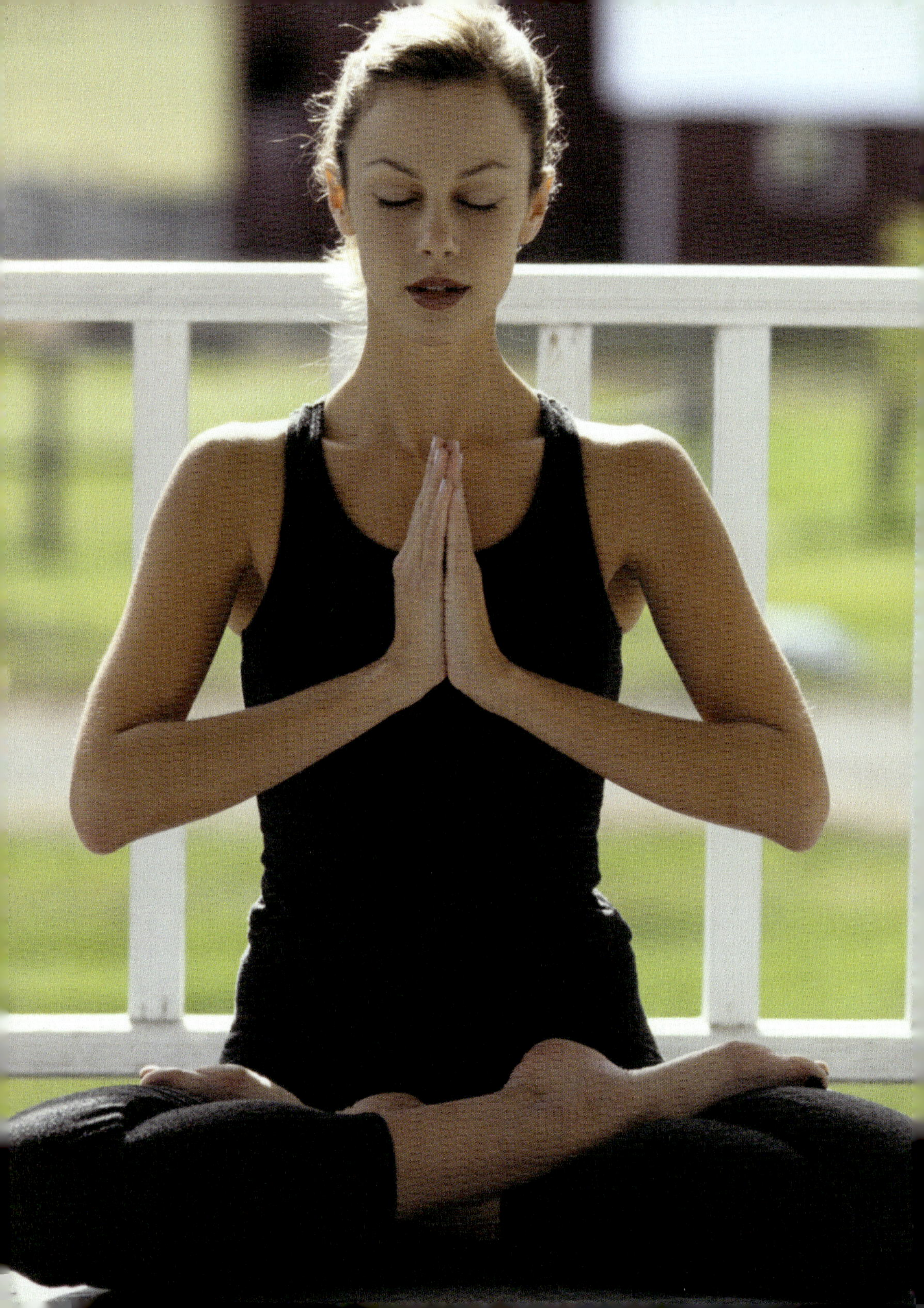

Nicht nur, dass wir unsere eigene Lebensqualität durch Diäten und den völligen Verzicht

2 Diätterror oder Frieden für Körper und Seele?

auf Alkohol und gutes Essen stark einschränken – oft leiden auch Partner und Freunde unter diesem sinnlosen Kampf gegen die Pfunde.

Der Aufstand von Körper und Seele

Für die allermeisten von uns ist das Leben harte Arbeit. Da ist man mitunter abends ziemlich geschafft und freut sich auf ein wunderbares Essen. Denken Sie an Spagetti carbonara, dazu Salat al gusto und einen Chianti. Natürlich, die Carbonara sind nicht gerade fettarm und kalorienreduziert, aber sie schmecken einfach himmlisch. Oder lassen Sie sich das hier auf der Zunge zergehen: Kizartilmis Sarmisakli Yogurtlu Patlican ...

Genießen Sie wieder!

Wie? Kennen Sie nicht? Dann gehen Sie doch einfach mal wieder in ein gutes türkisches Restaurant. Dort können Sie feststellen, dass es sich um ganz köstliche gebratene Auberginen mit Knoblauchjogurt handelt, wobei die Kunst darin besteht, die Auberginenscheiben außen goldgelb-knusprig und innen immer noch saftig hinzukriegen – und das kann nicht jeder. Sie passen hervorragend zu Firindi Hardalli Kuzu Budu, also zu Lammkeule vom Rost mit Senfkruste. Das Lamm mariniert zwei Tage lang in einem Steinguttopf in einem Sud aus Rotweinessig und Fleischbrühe sowie Rosmarin, Thymian, Basilikum, Zitrone, Orange, Lorbeer und Zwiebel. Dann wird es unter Verwendung von frischem Knoblauch, Senf, Majoran, etwas Chili und Olivenöl in einem Schmortopf im Ofen vollendet.

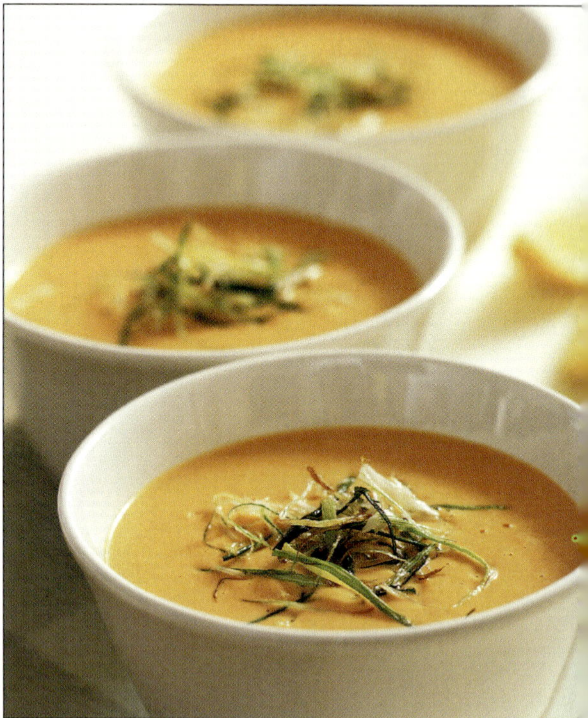

Essen kann auch ein Genuss sein, der neue Energie für Körper und Seele bringt.

Ich kann mir sehr gut vorstellen, dass ich jetzt manche Diät haltende Leserin – oder auch manchen Leser – mit der Erwähnung dieser Rezepte verärgere. Als ich mich selbst noch mit Diäten durchs Leben gequält habe, war ich für solch wunderbare Dinge auch nicht sonderlich empfänglich. Und besonders in der Zeit, als ich mich hauptsächlich von einem in Milch aufgelösten Pulver ernährte, war ich ziemlich neidisch auf Menschen, die sich alle nur denkbaren Köstlichkeiten einfach einverleibten, ohne sich den Kopf darüber zu zerbrechen, wie viele Kalorien sie in sich hineinfutterten. Ich empfand es irgendwie als ungerecht, wie es sich manche Leute nach Feierabend einfach gut gehen ließen. Auch ich hatte den Tag über eine Menge Stress gehabt – aber ich musste ja Diät halten.

Essen als Stressfaktor

Ich dagegen hatte auch noch beim Essen einen tierischen Stress – jahraus, jahrein musste ich tagtäglich darauf achten, nur das je nach Diät Erlaubte zu essen und davon auch noch genau die richtige Menge. Ich war in die Diätfalle getappt: In einer Gesellschaft, in der man sich an eine Menge Regeln halten muss und die einem dazu noch eine Menge Pflichten aufbrummt, hatte ich mich um eine der elementarsten Freiheiten und Freuden des Lebens gebracht: das lustvolle Verspeisen von Dingen, auf die man großen Appetit hat. Heute kann ich sagen: Mein Verhältnis zum Essen war ganz eindeutig gestört. Dabei war es eigentlich egal, welcher Diät ich mich gerade unterzog. Dass ein Mensch überhaupt eine Diät macht, beweist allein schon, dass er den zwanglosen Umgang mit einem der wichtigsten Dinge im Leben verloren hat.

Diät ist nicht gleich Diät

Natürlich ist es etwas anderes, wenn sich jemand aus gesundheitlichen Gründen an einen bestimmten Speiseplan halten muss. Aber darum geht es hier nicht. Hier geht es um die Diäten, denen sich die Abspeckwilligen freiwillig unterwerfen, um einem Schönheitsideal hinterherzuhecheln. Dabei unterziehen sie sich manchmal höchst seltsamen Prozeduren und wollen an Dinge glauben, die jeglicher Vernunft widersprechen. Natürlich gibt es bei diesen Diäten gravierende Unterschiede. Viele Diäten sind einfach unsinnig und mehr oder weniger harmlos, andere wiederum können lebensgefährlich sein. Wer in seinem Schlankheitswahn so weit gehen will, dass er sein Leben dafür aufs Spiel setzt, der braucht dringend therapeutische Behandlung, und dem nutzt auch dieses Buch nichts.

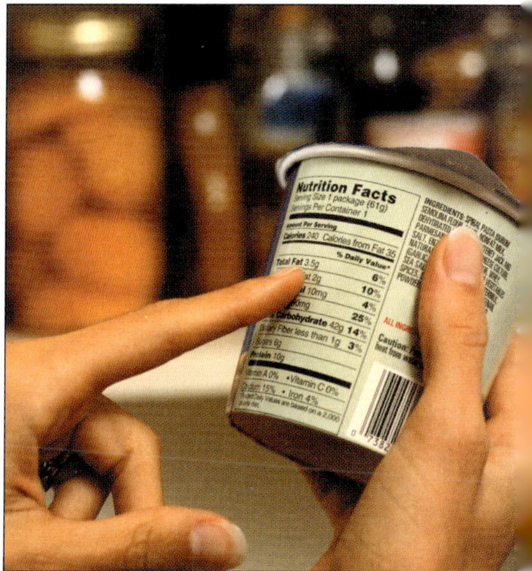

Das Studieren von Kalorienangaben vor jedem Essen bringt noch zusätzlichen Stress ins Alltagsleben.

Wenn die Gedanken nur ums Essen kreisen

Jeder auch nur halbwegs klar denkende Mensch sollte eigentlich wissen, dass er es nicht schaffen wird, die nächsten Jahrzehnte seines Lebens tagaus, tagein nur winzigste Portionen zu essen und den verbleibenden Hunger mit synthetischem Brei zuzukleistern – jedenfalls nicht, ohne dabei heftigen Schaden an Leib und Seele.

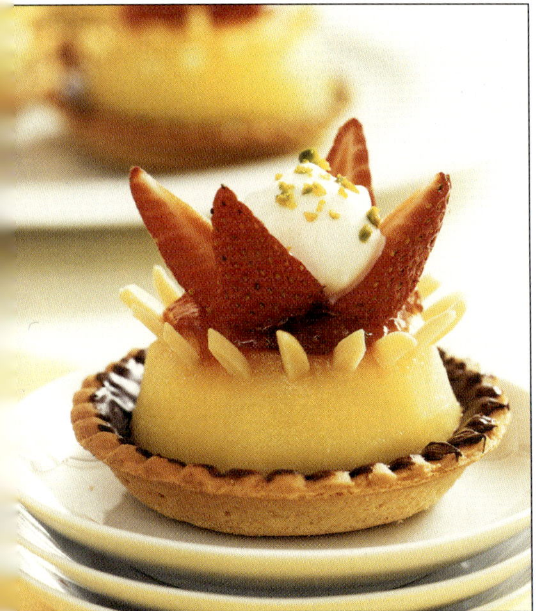

Wenn Sie nachts nur noch von aufwändig dekorierten Süßspeisen träumen, kann das nicht gesund sein.

Vor allem an der Seele: Der permanente Frust hat schon aus so manchem Diätler eine Nervensäge gemacht, der beim Essen in erster Linie Fettaugen und Kalorien zählt und am liebsten von seiner neuen Diät spricht, die er gerade macht. Obwohl Diätler eigentlich kaum noch etwas Gutes und Vernünftiges zu sich nehmen, wissen sie über jedes Lebensmittel hervorragend Bescheid und klären die anderen beim Essen vor allem über die negativen Aspekte ihrer jeweiligen Nahrung auf. Während sie an ihrer Karotte nagen, dozieren sie im Biergarten über die todbringende Wirkung des Schweinebratens – von den Kalorien, die eine solche Todsünde mit sich bringt, mal ganz abgesehen.

Die Macht der Gedanken

Bei ihnen selbst allerdings ist das genussvolle Essen schon längst zur drögen „Nahrungsaufnahme“ verkommen – und gerade deshalb kreisen ihre Gedanken immer wieder ums Essen. Auch wenn sie sich ganz konzentriert einer beruflichen Herausforderung stellen müssen – im Hintergrund sind da immer irgendwelche kleinen Gedanken, in denen ein Stück Apfelkuchen, ein Döner Kebab oder ein köstliches Risotto ai funghi auftauchen.

Doch sie dürfen ja nicht. Aber wenigstens darüber reden möchten sie! Wenn sie ohnehin schon dauernd daran denken müssen! Aber das, was sie dann sagen, ist in der Regel ziemlich negativ. Oder?

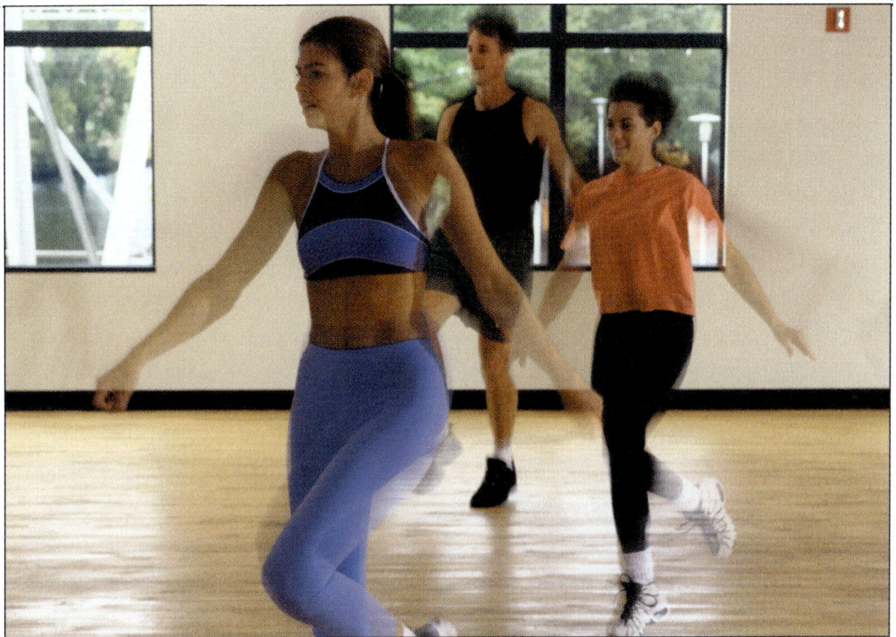

Im Fitnesscenter versammeln sich die Schlanken und die, die es werden wollen.

Der Körper wehrt sich

Wenn Sie also auch zu denen gehören, die viel zu oft ans Essen denken, wenn Sie im Weiteren zu denen gehören, die häufig darüber reden, es aber nie tun – dann sind Sie schon ganz schön diätgeschädigt. Wahrscheinlich gehen Sie Ihren Lieben auch schon gehörig auf die Nerven. Herzlichen Glückwunsch! Andererseits haben Sie auch mein tief empfundenes Mitgefühl. Es ist die Tücke Ihres Körpers. Er fühlt sich durch Ihre Diät zu Recht unterversorgt, und nach seiner genetischen Programmierung führt das letztlich dazu, dass Sie eine gesteigerte Esslust verspüren. Die Natur will damit erreichen, dass Sie sich gefälligst verstärkt darum kümmern, etwas mehr zu essen zu bekommen. Und genau das ist der Grund dafür, warum sich alle Gedanken ums Essen drehen.

Diät als Psychoterror

Machen wir uns nichts vor. Das Diäthalten ist ein nervenaufreibender Kampf, der auf Dauer auch die Friedfertigsten unter uns zu Nervensägen macht. Wie ist es bei Ihnen? Fühlen Sie sich auch manchmal von Wölfen umzingelt, wenn Sie Leuten beim Essen zusehen? Wie sie die gefüllte Lammkeule mit Provencekräutern tranchieren, wie sich jeder zwei Stücke auf den Teller legt, etwas Salat, Tsatsiki und Weißbrot dazu ... hat das nicht etwas hinterhältig Provozierendes? Und so taumelt der Abspeckwillige auf der Suche nach der Traumfigur von einem Frust in den nächsten, von einer Diät zur anderen.

Sisyphus lässt grüßen

Gott sei Dank gibt es ja Abertausende von seiner Sorte. Man trifft sich im Diätklub, im Schlankheitsverein, im Fitnesscenter, im Trainingslager – und wenn es ganz dumm läuft, treffen sich die Diätfreaks irgendwann beim Schönheitschirurgen wieder. Und irgendwie gleicht der abspeckwillige Dauerdiätler auch dem griechischen Halbgott Sisyphus, der von den Göttern dazu verdonnert wurde, einen Felsbrocken den Berg hinaufzurollen. Jedes Mal, wenn er den Felsen mühsam hinaufgewälzt hatte, rollte der natürlich wieder hinunter, und der arme Kerl musste immer wieder von vorn beginnen. Wahrscheinlich rollt er heute noch. So geht es wohl den meisten Diätlern.

Um jeden Preis?

Aber vielleicht ist es Ihnen ja ziemlich egal, was Sie Ihrer Psyche zumuten, weil Sie nur ein einziges Ziel vor Augen haben, auf das Sie sehnsüchtig starren: den neuen, abgespeckten Paradekörper, den Sie in weiter Ferne wie ein Licht am Ende des Tunnels sehen können. Dieses Ziel müssen Sie so schnell wie möglich erreichen – denn wie wollen Sie sich sonst am Urlaubsstrand zeigen? Ein vom Diätwahn befallener Mensch findet immer einen Grund für eine neue Diät. Koste es, was es wolle – der Dreambody muss her, und zwar möglichst schnell.

Der Kurzzeiteffekt

Eine Tatsache ist unbestritten: Auf kurze Sicht funktionieren Diäten. Wenn jemand

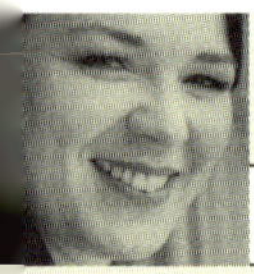

MEIN TIPP

Wachen Sie endlich auf!

Gehören Sie zufällig auch zu denen, die vor einer Weile eine Diät beendet haben? Stolze Siegerin im Kampf gegen die Kilos? Schlanke Königin des Dschungels? Wie bitte? Ah, Königin von gestern! Verstehe. Was? Sie wiegen tatsächlich schon wieder drei Kilo mehr als vor der Diät? Und besonders gesund und fit fühlen Sie sich auch nicht? Was Sie machen sollen? Stellen Sie sich vor den Spiegel, sehen Sie sich tief in die Augen und fragen Sie sich Folgendes: Warum muss ich als halbwegs vernünftiger Mensch mir eigentlich freiwillig so etwas antun? Warum muss ich meine arme, gequälte Psyche, die sich nach Lust und Freude sehnt, jedes Mal mit der Diätkeule niederknüppeln, wenn sie aufschluchzt und etwas Gutes haben will? Finde ich das normal? Finde ich das wirklich sinnvoll? Geht's mir tatsächlich gut dabei? Oder habe ich vielleicht doch einen kleinen Sprung in der Schüssel? Ja, wer bin ich denn eigentlich? Diese direkte Konfrontation mit sich selbst ist anfangs womöglich etwas unangenehm, aber es hilft. Zumindest schadet es nicht. Probieren Sie es einfach aus.

eine Abmagerungskur motiviert angeht und sich konsequent an die Vorschriften hält, dann ist es fast schon egal, um welche Diät es sich handelt – das Gewicht lässt sich tatsächlich in relativ kurzer Zeit um verblüffend viele Kilogramm reduzieren. Aber fragen wir uns doch einmal, was während einer Diät mit unserem Körper geschieht. Je einseitiger und unvernünftiger die Diät, umso größer der körperliche Schaden. Und wer dazu noch die entsprechenden Pillen schluckt, der kann sich auch, wie schon erwähnt, durch seinen Schlankheitswahn ins Jenseits befördern.

Auch Pillen können dem Körper nicht das geben, was er bei einer einseitigen Diät an wichtigen Stoffen verliert.

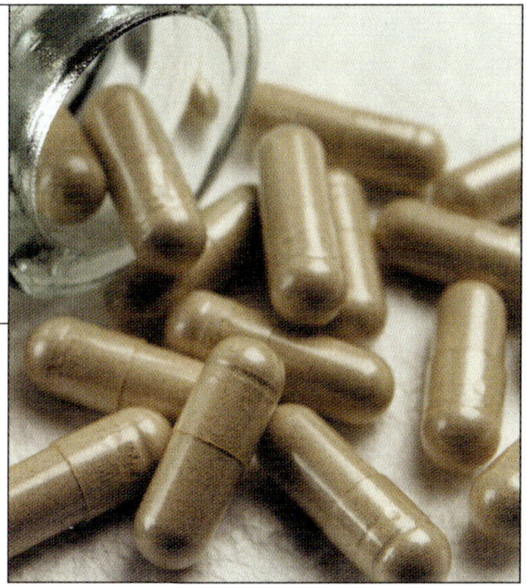

Der Run auf die Reserven

Wenn wir unserem Körper weniger Nahrung zukommen lassen, als er zum Ausführen seiner Aufgaben eigentlich benötigt, dann beginnt er, seine gespeicherten Zuckerreserven in den Muskeln und der Leber zu verbrauchen. Zuerst werden die Zuckerreserven in den Muskeln und in der Leber angezapft. Ein Mensch benötigt täglich etwa 100 Gramm Zucker zur Versorgung seines Gehirns, seiner Nervenzellen und seiner roten Blutkörperchen. Je weniger Zucker ihm über die Nahrung angeboten wird, desto mehr muss er sich aus seinen Speichern holen. Mit jedem Gramm Reservezucker, dem so genannten Glykogen, das in den Energiehaushalt gelangt und verbrannt wird, verliert man auch eine Menge Wasser, das dort gebunden war.

Das Notprogramm

Im weiteren Verlauf der Prozedur wird Muskelgewebe abgebaut, und zwar umso heftiger, je weniger Eiweiß wir dem Körper gönnen. Die herausgelösten Eiweißbestandteile der Muskeln, die Aminosäuren, werden dann in die Bereiche des Körpers transportiert, wo sie fürs Überleben wichtiger sind als in den Muskeln. Ein Teil dieser Eiweiße wird in Zucker verwandelt.

Und schließlich holt sich der Körper auch noch so viel Energie, so viele Kalorien also, aus seinen Fettdepots, wie er zusätzlich benötigt. Bevor man also das verhasste Fett verbrennt, verliert der Körper bereits an Substanz, die er besser nicht verlieren sollte.

Wenn Sie pro Woche durchschnittlich etwa ein Kilo abnehmen, dann ist das größtenteils Fett. Wenn Sie jedoch schneller abnehmen, dann fängt der Körper an, kräftig Muskeln abzubauen. Wenn Sie es mit Ihrer Quälerei auf etwa drei Kilo Gewichtsverlust in der Woche bringen, dann können da durchaus 1,5 Kilo Muskelgewebe dabei sein.

Der Körper und sein Sparprogramm

Aber sehen wir uns erst mal an, wie es mit dem anfänglichen Abnahmeerfolg weitergeht: Mit jedem stolzen Kilogramm benötigt Ihr Körper nun auch entsprechend weniger Energie, um den Gesamtbetrieb aufrechtzuerhalten.

Gleichzeitig schaltet er den Betrieb auf Sparprogramm, weil in seinen Genen eine solche Reaktion auf Krisen vorprogrammiert ist. Sein „Grundumsatz" wird geringer, und er verbraucht entsprechend weniger Kalorien. Da können Sie mit Ihrem Kopf, mit Ihrem Willen überhaupt nichts dagegen tun. Der Körper schaltet seinen Verbrauch herunter, denn für ihn ist eine schwere Versorgungskrise angesagt: die Diät. Er wird also mit seinen Vorräten besonders sorgsam umgehen. Und was folgt daraus? Mit jedem Tag wird das Abnehmen schwieriger, denn der Körper lässt sich nicht hinters Licht führen. Er verbraucht einfach weniger Kalorien und basta. Schließlich befindet er sich im Belagerungszustand.

Der Körper ist gewarnt!

Aber sehen wir uns an, wie es mit der Diäterei weitergeht. Nach Beendigung einer solchen Abmagerungskur beschleunigen sich die Stoffwechselvorgänge zwar wieder und der Körper verbraucht wieder mehr Kalorien – aber offensichtlich dauert es ziemlich lange, bis er das ursprüngliche Niveau des Energieverbrauchs wieder erreicht hat. Das liegt daran, dass der Körper nach der ersten Diätattacke auf ihn misstrauisch geworden ist. Er arbeitet noch eine ganze Weile nach Beendigung der Tortur auf Sparflamme. Auch wenn er merkt, dass es auf einmal wieder mehr Kalorien für ihn

INFO

Chemiepampe und Vitaminpillen, nein danke!

Es ist schon übel, was man seinem Körper mit so einer gnadenlos durchgezogenen Abmagerungskur zumutet. Denn eines muss man sich klarmachen: Nur wenn der Körper genügend Nahrung bekommt, erhält er auch genügend Nährstoffe, um gesund zu bleiben. Woher sollen denn die notwendigen Mengen an Vitaminen, Mineralien, Spurenelementen und sonstigen Wirkstoffen kommen – wenn Sie Ihrem Körper immer nur Miniportionen anbieten und hier und da das hungrige Gebrüll Ihres Magens mit angerührter Chemiepampe ersticken? Vitaminpillen sind weiß Gott keine Alternative.

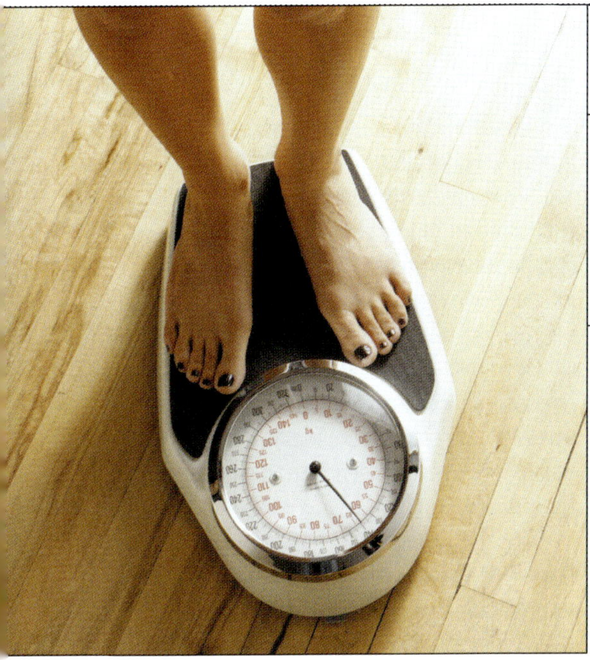

Der Zeiger der Waage nähert sich nach einer Diät oft gnadenlos wieder dem Ausgangspunkt an.

gibt, behält er seine Krisenstrategie bei. Er nutzt jedes bisschen Nahrung bis zum Letzten aus, um auch wirklich keine der kostbaren Kalorien zu verschwenden, die für lange Zeit so rar gewesen sind. Er ist jetzt gewarnt! Er weiß jetzt, dass aus dem Nichts heraus ohne jegliche Warnung Hungersnöte über ihn hereinbrechen können!

Der Jo-Jo-Effekt

Und an dieser Stelle im großen Drama um Kalorien und Kilogramme kommt auch noch eine andere Eigenschaft unseres eigensinnigen Körpers ins Spiel, die ich hier einmal die „innere Regulation" unseres Gewichts durch den Körper selbst nennen will. Es ist eine in Millionen von Jahren erworbene „Angewohnheit" oder vielleicht auch genetisch bedingt – jedenfalls will der Körper sein Gewicht zurück! Und dafür tut er so ziemlich alles. Sie können noch so viel Diät halten, Sie können hungern – sobald Sie mit dem Unfug aufhören, setzt ein gnadenloser Vorgang ein: Sie nehmen zu! Ihr Körper strebt unbeirrbar danach, mindestens das Ausgangsgewicht wieder zu erreichen. Interessant ist in diesem Zusammenhang das Wörtchen „mindestens". Denn der misstrauisch gewordene Körper legt sich sicherheitshalber ein kleines zusätzliches Polster zu.

Im Wiederholungsfalle wird es dann jedes Mal ein bisschen mehr, und mit jeder weiteren Diät, die Sie machen und wieder abbrechen, wird der Körper misstrauischer. Und das heißt: Er bunkert nach jeder Hungersnot immer mehr von den Kalorien, die er zwischenzeitlich wieder etwas reichlicher erhält.

Ein trügerischer Erfolg

Auf die Dauer führt das Ganze zum so genannten „Jo-Jo-Effekt". Wahrscheinlich hat schon jeder von dieser seltsamen, geradezu absurden Veranstaltung gehört: Sie nehmen mit einer konsequent durchgezogenen Reduktionsdiät in kurzer Zeit acht Kilo ab.

Die Diät war ein toller Erfolg und wird nach dem beeindruckenden Gewichtsverlust mit einer angemessenen Feier beendet. In der Folgezeit genießen Sie Ihren neuen Luxuskörper und legen sich eine neue Garderobe zu!

Nun isst man wieder normal und ist heilfroh, dass die furchtbare Quälerei vorüber ist. Natürlich isst man vorsichtig und mit Bewusstsein, denn man möchte ja seine Traumfigur behalten. Tja, und dann passiert es dann. Das, von dem wir bereits wissen, dass es unvermeidlich ist: Der Körper will seine Kilos zurück, und Sie nehmen gnadenlos zu. Und zwar zehn Kilo – acht plus ein kleines zusätzliches Polster, das der durch die Hungersnot drangsalierte Körper extra bunkert.

Das darf natürlich nicht sein. Da muss etwas getan werden. Wahrscheinlich war diese Diät die falsche. Diese Kilos müssen wieder runter! Unbedingt! Man ist ja dicker als vorher!

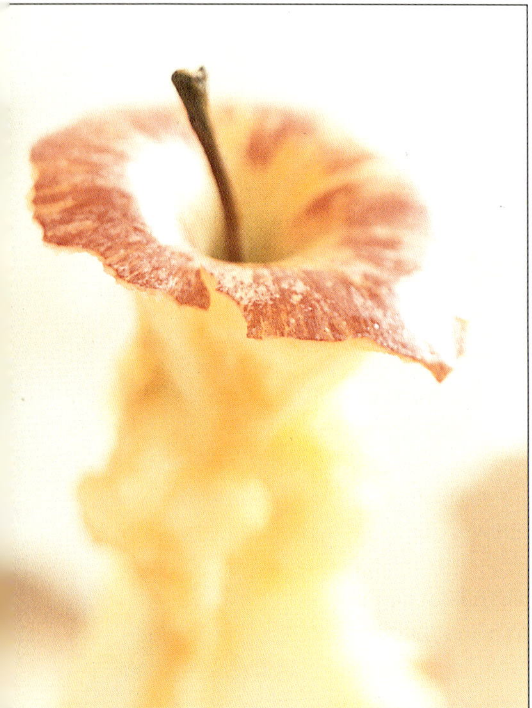

Ständig wird man nach einer Diät vom Hunger geplagt. Nichts Essbares ist vor einem sicher!

Das Misstrauen wächst

Also wird eine neue Diät begonnen. Aber das wird dann schon schwieriger, denn der Körper kennt das Spiel schon und geizt mit jeder Kalorie. Er will nicht und weigert sich und hortet und bunkert – und deswegen wird diese Diät für Sie eine noch größere Quälerei als die erste. Wenn Sie zäh und leidensfähig sind, wenn Sie Ihren eisernen Willen einsetzen, bis Sie die zehn Kilo wieder abgenommen haben – dann sind Sie wahrhaft willensstark. Aber wahrscheinlich auch schon ziemlich neurotisch. Denn diese Quälerei bleibt nicht in den Kleiderfalten hängen, sondern drückt Beulen in die Seele.

Jetzt beginnen Sie wieder vorsichtig zu essen, denn Ihre neue Figur müssen Sie jetzt „unbedingt" halten. Tja, und dann passiert es schon wieder. Das, von dem wir bereits wissen, dass es unvermeidlich ist: Der Körper will seine Kilos zurück, und Sie nehmen zu, gnadenlos. Und zwar 13 Kilo!

Ein Teufelskreis entsteht

Tja, und so geht das dann durch die Jahre: Zehn Kilo runter, zwölf Kilo rauf, neun Kilo runter, 14 Kilo wieder rauf. Es liegt auf der Hand, wohin dieser Jo-Jo-Effekt führt: Der dem Diätwahn verfallene Mitmensch wird auf lange Sicht und mit jeder neuen Diät immer dicker! Dicker! Nicht dünner! Zweifellos gibt es einzelne Menschen, die eine extreme Diät über eine sehr lange Zeit durchziehen und dann magersüchtig werden. Die breite Masse der Menschen, die in die Diätfalle getappt sind, erlebt ein anderes Fiasko: Sie werden auf Dauer immer dicker!

Vom Jojo-Effekt und seinen katastrophalen Folgen haben womöglich die meisten von uns schon einmal gehört. Aber sehr viele, die mit einer Diät liebäugeln, wissen über die anderen Nebenwirkungen von Abmagerungskuren oft nicht so recht Bescheid. Und da gibt es einige. Es ist geradezu beeindruckend, welch schwerwiegende gesundheitliche Folgen das Abnehmen für Sie haben kann: Herzrhythmusstörungen bis hin zum Herzinfarkt, Osteoporose und Knochenbrüche, Gallensteinbildung, Störungen der Leberfunktion, erhöhter Harnsäurespiegel, Verlust von Muskelmasse am ganzen Körper und am Herzmuskel, Störungen im Wasser- und Elektrolythaushalt, Diabetes und – last but not least – Fressattacken und Essstörungen.

INFO

Vergessen Sie niemals, dass Ihr Körper rebelliert!

Ich will hier stellvertretend für eine ganze Reihe von wissenschaftlichen Untersuchungen die amerikanische Iowa Women's Health Study erwähnen. Bei dieser Untersuchung der stattlichen Zahl von 35 000 Teilnehmerinnen belegten die Wissenschaftler klar und deutlich, dass durch Abnehmen Neuerkrankungen begünstigt werden. Das gilt sowohl für einen unfreiwilligen Gewichtsverlust auf Grund von Krankheiten als auch für das Abnehmen durch Diäten.

Menschen, die Diäten absolviert hatten, erkrankten später vermehrt an Diabetes und erlitten häufiger Herzinfarkte oder Schlaganfälle. Dabei war völlig gleichgültig, ob sie ihr mühsam erkämpftes niedrigeres Gewicht halten konnten oder nicht. Das Risiko wurde nicht durch das Gewicht erzeugt – egal, ob dick oder dünn –, sondern durch den Vorgang des Abnehmens. Oft nahm gerade die Sterblichkeit durch Herzinfarkt nach einer Abmagerungskur zu. Nach manchen Untersuchungen soll sie sogar um 50 Prozent und noch mehr zugenommen haben. Und dabei ist es ironischerweise völlig egal, ob die Kandidatinnen das Abspecken mittels „Crash-Diäten" oder angeblicher „Soft-Diäten" oder „Psycho-Diäten" durchgezogen hatten. Der Körper reagiert auf Nahrungsverknappung immer in der gleichen Weise – er rebelliert!

Essverhalten und Essstörungen

Da ich selbst so einige Diäten hinter mir habe, kann ich mit Fug und Recht behaupten: Egal, nach welcher Diät ein Mensch lebt – er hat in jedem Fall ein gestörtes Verhältnis zum Essen. Dabei ist die Grenze zwischen einer Essstörung und einem „untypischen Essverhalten" manchmal sehr unscharf. Manche Dauerdiätler schlittern im Laufe der Zeit in mehr oder minder schwere Depressionen hinein, weil sie trotz aller Mühen ihr Übergewicht langfristig nicht loswerden konnten.

Sie steigen jeden Tag mehrmals auf die Waage, und ihr Seelenfrieden ist letztlich vom Zeiger der Waage abhängig. Sie rechnen wieder und wieder aus, wie viele Pfunde sie wohl bis zu einem bestimmten Datum los sein werden, und wenn ihre Zwischenergebnisse nicht ausreichen, dann fangen sie mit ihren Berechnungen von vorn an.

Manche Leute halten sich ein paar Tage streng an ihre Diät, sie lassen das Frühstück aus, essen später ein paar „Diät-Snacks". Irgendwann haben sie dann so einen Hunger, dass ihnen der kleinste Frust schon Anlass genug ist, sich mit Essen zu entschädigen. Und sie stürzen sich mit Vorliebe auf das Verbotene und verschlingen bei der nächsten Mahlzeit in kürzester Zeit Riesenportionen.

Esssucht als Modetrend?

Untersuchungen über „Esssüchte" sind in den letzten Jahren zum Modethema geworden. Etwa 50 Prozent der Übergewichtigen haben bei Untersuchungen zugegeben, dass sie mindestens einmal die Woche einen Fressanfall haben, bei dem sie mindestens 1000 Kalorien zu sich nehmen. Bei verschiedenen Untersuchungen gab durchschnittlich fast ein Viertel der jungen Frauen an, dass sie etwa einmal wöchentlich einen Fressanfall hätten, bei dem sie mindestens 1000 Kalorien auf einmal zu sich nähmen. Interessant auch: Die Frauen hatten in etwa ein normales Gewicht im Verhältnis zu ihrer Größe – aber 60 Prozent waren der Ansicht, sie seien übergewichtig. Im Durchschnitt wollten die schlanken jungen Frauen etwa fünf Kilo abnehmen, um endlich schlank zu sein. Und wer weiß, wie hoch die „Dunkelziffer" ist? Manche Experten sehen Fressanfälle als so verbreitet an, dass sie bereit sind, diese als „normal" zu betrachten, solange sie nicht eindeutig

INFO

Die gefürchteten Fressanfälle sabotieren, wenn sie immer wieder mal auftauchen, die Quälerei, der man sich als Diätler unterzieht, sie vernichten ziemlich schnell jegliche Erfolge aller Abmagerungskuren. Dazu kommen dann die Schuldgefühle, und man bestraft sich damit, dass man noch strenger Diät hält. Bis man dann irgendwann den nächsten Fressanfall bekommt.

krankhafte Dimensionen annehmen! Manche Menschen leiden jahrelang an solchen Essstörungen, ohne Hilfe zu suchen.

Oft hilft nur noch die Psychotherapie

Ich denke da an eine junge Frau von 20 Jahren, die ich hier Johanna nennen will, was selbstverständlich nicht ihr richtiger Name ist. Sie wollte in „Vera am Mittag" etwas über die Diäten erzählen, die sie in ihrem Leben schon gemacht hatte. Kurz vor der Sendung kam sie jedoch in meine Garderobe und war ziemlich durcheinander. Sie sagte, dass sie unmöglich in der Talkshow auftreten könne, und dann begann sie plötzlich zu weinen. Nach einer Weile konnte ich sie zum Sprechen bewegen, und sie erklärte, dass sie unter „Fressanfällen" leide und eigentlich noch nie mit jemandem darüber reden konnte. Ich fragte sie, warum dies dann ausgerechnet im Fernsehen zum ersten Mal geschehen sollte, wenn sie so viel Angst hätte, überhaupt darüber zu reden. Sie gab keine Antwort darauf, und ich fragte sie auch nicht mehr danach. Jedenfalls wollte sie plötzlich nicht mehr ins Fernsehen, bat mich aber eindringlich um ein Gespräch. Mit ihrer Erlaubnis darf ich an dieser Stelle etwas von dem zitieren, was sie bisher noch nie jemandem erzählt hat.

Inzwischen hat es Johanna geschafft, sich einer Therapeutin anzuvertrauen, und ich drücke ihr die Daumen dafür, dass sie sich von ihren Zwängen befreien kann.

„

JOHANNA ERZÄHLT

Eigentlich weiß ich es schon am Morgen. Den ganzen Tag im Büro bin ich dann unkonzentriert, weil ich ans Essen denken muss. Meine Gedanken kreisen immer enger um den Akt des Essens, je näher der Feierabend kommt. Natürlich nehme ich mir gleichzeitig vor, nur eine bestimmte Menge zu essen, eine Menge, die ich glaube vertreten zu können. Zu Hause bereite ich mir dann auch eine so genannte normale Portion – wobei ich aber schon ein schlechtes Gewissen habe, denn ich weiß, wie es wohl enden wird. Während des Essens werde ich immer kompromissbereiter gegenüber der Menge, die ich esse. Wenn ich die normale Portion gegessen habe, dann ist sowieso schon alles zu spät, sagt eine innere Stimme – und dann fange ich wirklich an zu essen! Erst Schokolade, dann Kekse, und schließlich esse ich alles auf, was da ist. Während dieser Orgie nehme ich natürlich ausreichend Abführmittel. Und dann esse ich, bis mir fast übel wird. Der Leib ist so prall, dass mir das Atmen und alle Bewegungen schwer fallen. Manchmal esse ich auch so viel, dass ich starke Schmerzen bekomme. Während ich mich voll stopfe, bete ich, dass alles auch bald wieder aus mir rauskommt, denn die Vorstellung, dass all diese Kalorien in mir drinbleiben, ist einfach grauenhaft.

"

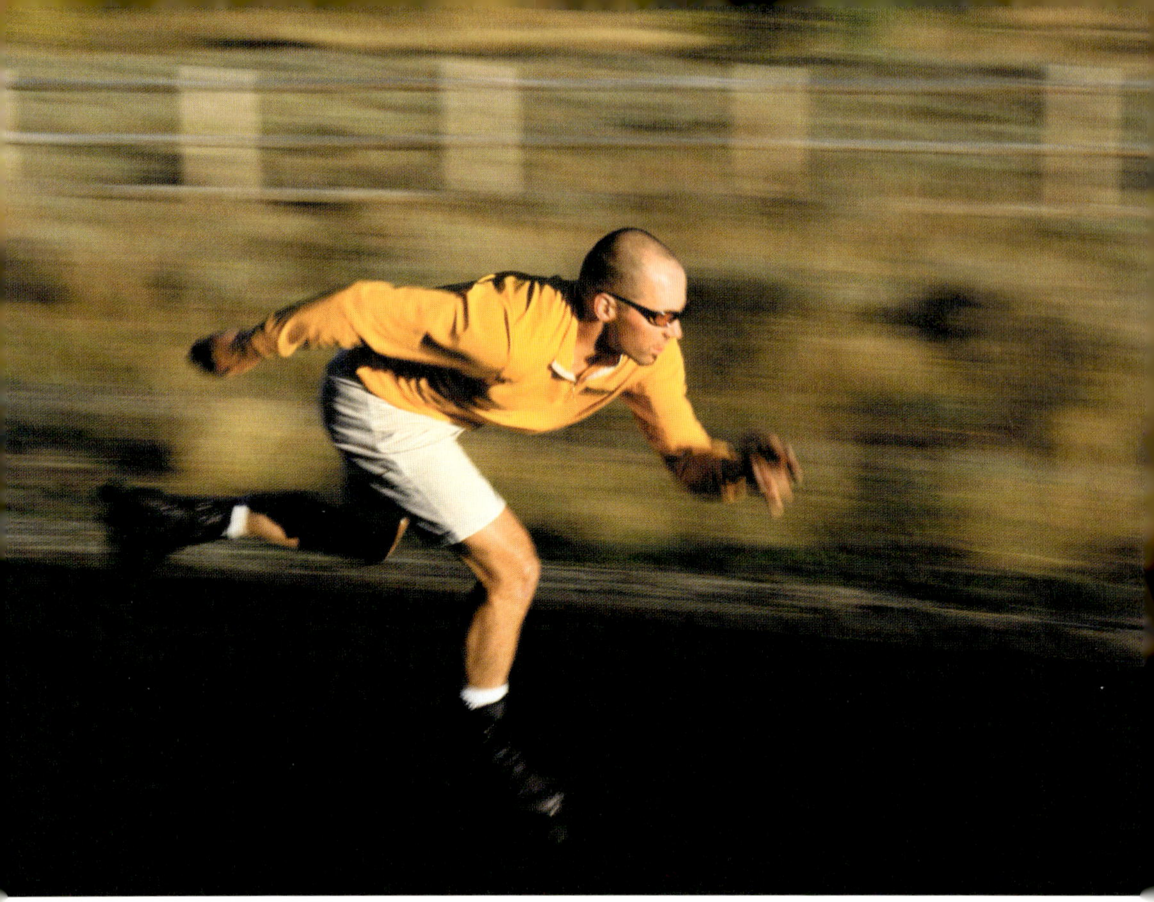

Folgen des Schlankheitskultes

Dicke Menschen haben in unserer Gesellschaft ein schlechtes Image. Für die Dünnen sind die Dicken oft Menschen zweiter Klasse, Menschen ohne jegliche Disziplin. Dabei stimmt es überhaupt nicht, dass alle Dicken grundsätzlich mehr essen als die Schlanken und deshalb eben dick sind. Aber das ist nur eines der vielen Vorurteile, mit denen man als mehr oder minder dicker Mitmensch belastet ist. Am deutlichsten wird diese allgemeine Ablehnung von einer Bevölkerungsgruppe formuliert, die auf Grund ihres Alters noch halbwegs ehrlich ist und meist sagt, was sie denkt: von Kindern. In zahlreichen Studien wurden dicke Kinder von den lieben Kleinen als weniger sympathisch bezeichnet oder gleich als grundsätzlich unsympathisch abgekanzelt.

Solche Gedanken und Einstellungen fallen nicht vom Himmel. Übrigens: Man hat diese Studien auch an Erwachsenen durchgeführt. Sie drückten ihre negativen Gefühle zwar nicht so offen aus wie die Kinder, aber sie haben genau die gleichen Vorurteile gegen Dicke.

Der Wandel des Schönheitsideals

In unserem Jahrhundert herrscht – zumindest in der westlichen Welt – in allen demokratischen Staaten ein heimliches Terrorregime: der Schlankheitskult. Dieser Unfug ist historisch betrachtet ziemlich jung, vielleicht gerade mal 100 Jahre alt. Das war also nicht immer so, und das bekannteste Beispiel für ein anderes Schönheitsideal sind wohl die Bilder von Peter Paul Rubens. Damals herrschte eben ein anderer Zeitgeist. Wie auch immer: Das Schönheitsideal zu Zeiten des Malers Rubens war noch etwas natürlich Gewachsenes, dahinter steckte keine Industrie, die ein Milliardengeschäft mit dem Schönheitsideal macht. Und auch in unserem Jahrhundert musste man nicht immer so extrem schlank sein wie heute. Nach dem letzten Weltkrieg waren die Deutschen – und auch andere – zwangsläufig ziemlich dünn, denn es gab wenig zu essen, weil man die letzten sechs Jahre damit beschäftigt gewesen war, die Welt kaputt zu machen. Und als in den 50er-Jahren das Wirtschaftswunder losging, waren rundliche Proportionen ziemlich schick. Jane Mansfield oder gar

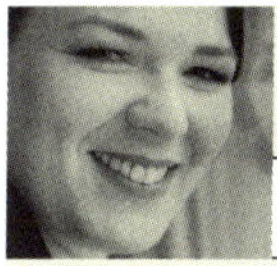

MEIN TIPP

Seien Sie selbstbewusst!

Gegen den „Schlankheitsterror“ kann man als so genannter Dicker nur sehr wenig machen. Man kann der „Liga gegen die Diskriminierung dickerer Menschen“ beitreten, falls es die gibt. Man kann als Einzelkämpfer mit einem Plakat durch die Fußgängerzone gehen. „Ich protestiere schärfstens gegen die Diskriminierung aller Menschen, die einen Body Mass Index von über 28 haben! Nieder mit dem Terrorregime der Deutschen Gesellschaft für Ernährung! Nieder mit der Deutschen Adipositas-Gesellschaft! Gerechtigkeit und Rache für alle Dicken!“

Aber ich fürchte, weder auf die eine noch auf die andere Weise wird man als real existierende Dicke oder Dicker mit seinen Problemen zurechtkommen. Deswegen gibt es nur eine wirkliche Lösung: Man muss einfach drüberstehen. Eine andere Lösung gibt es nicht. Die klassische Diätkarriere ist immer der schlechteste Weg, denn damit fährt man langfristig gegen die Wand.

Marylin Monroe würden im Vergleich zu den heutigen „Supermodels“ glatt als „dicklich“ bezeichnet werden. Denn das klapperdürre Model hat die Filmdiva als Schönheitsideal schon lange abgelöst. Da freut man sich schon, wenn Claudia Schiffer oder Laetitia Casta auf dem Laufsteg erscheinen, denn die sind beide nicht ganz so dürr.

Ein unerreichbares Ideal

Das Seltsame an der Sache ist aber, dass kaum ein Mensch wirklich diesem merkwürdigen Schönheitsideal entspricht! Und trotzdem: Egal, ob in der Zeitung, im Fernsehen oder im Kino – überall wird uns die Werbung für den schlanken „Dreambody“ um die Ohren gehauen. Das gleicht schon fast einer Gehirnwäsche. Uns wird alltäglich eingehämmert, dass wir um jeden Preis schlank sein müssen. Selbst Personen, die für Schokolade werben, sind dünn. Dabei sollen andererseits über 50 Prozent der Leute Übergewicht haben. Wieso sieht man in der Werbung so wenig von denen? Außer Harry Wijnvord, der für „Slimfast“ geworben hat. Aber selbst Harry scheint mir irgendwie immer dünner zu werden.

Wer gegen das eiserne Gesetz der Schlankheitsdiktatur verstößt, wird mit Verachtung und Spott bestraft, und manchmal verliert er deswegen auch ganz handfest seinen Job. So etwas kommt vor. Denn das eiserne Gesetz lautet: „Du darfst nicht dick sein! Niemals!“ So weit muss es ja nicht kommen, doch schon der Alltag des „normalen Dicken“ ist oft Frust genug.

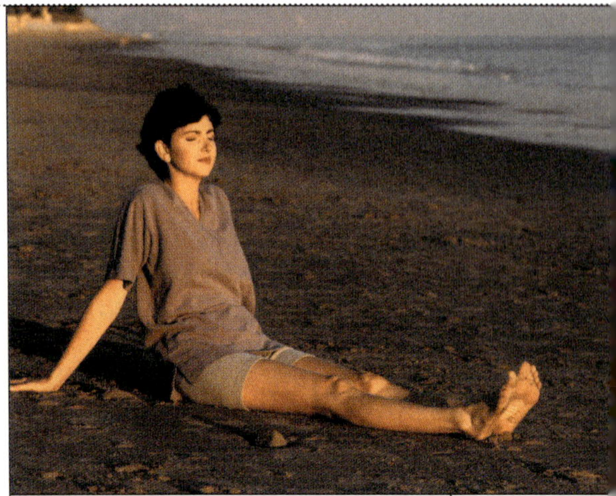

Gesellschaftlicher Schönheitswahn und Schlankheitskuren bedeuten vor allem Stress. Der Körper kommt dabei nie zur Ruhe.

Diäten machen dick!

Werfen wir einmal einen kurzen Blick darauf, wie es um die Diät-„Erfolge“ bestellt ist. Das Entscheidende ist nicht, wie viele Kilogramm ein Mensch abnimmt, sondern ob er sein neues Gewicht auch auf Dauer halten kann. Das wäre dann ein echter Erfolg. Und mit diesem Erfolg sieht es schlecht aus, denn Diäten machen dick!

Das Optifast-Programm

Dieses Diätprogramm erstreckte sich über 18 bzw. 26 Wochen. Geboten wurde eine komplette Ernährungsbetreuung und medizinische Überwachung. Für Teilnehmer, die mehr als 30 Prozent über ihrem Wunschgewicht lagen, dauerte die aktive Diätphase 26 Wochen, für die Leichteren nur 18 Wochen. Dabei erhielten die Dickeren zunächst zwölf Wochen lang eine Diät mit 400 bis 800 Kalorien, danach kam eine sechswöchige Aufbauperiode mit einer Tagesration von 1000 Kalorien. Die Schlankeren erhielten von Anfang an eine Ration von 1000 Kalorien. Wichtig ist auch, dass bei dieser Untersuchung auf alle wichtigen Aspekte des Lebensstils geachtet wurde: Bewegung, Rauchen, Fernsehkonsum etc. Anschließend durchliefen alle Teilnehmer eine so genannte Periode der „Gewichtsstabilisierung“, in der sie mit einer kalorienreduzierten Mischkost von 1400 bis 1800 Kalorien am Tag versorgt wurden.

Kein Langzeiterfolg

Während der aktiven Diät brachten es die anfänglich dickeren Probanden im Schnitt auf einen Gewichtsverlust von etwa 24 Kilo, die dünneren schafften 17 Kilo. Danach jedoch, in der so genannten „Stabilisierungsphase“, nahmen alle allmählich wieder zu. Trotz ständiger und intensiver Betreuung. Nach drei Jahren waren 75 Prozent aller Abspeckwilligen mindestens genauso dick wie zu Beginn der Rosskur. Und 60 Prozent von ihnen waren ein wenig oder sogar sehr deutlich dicker als vor der Diät! Peinlich ist für die Schlankheitsverkäufer obendrein, dass es sich bei diesen Zahlen auch noch um „sehr optimistische“ Angaben handelt, wie die unabhängigen Wissenschaftler der Harvard-Universität betonten. Denn schließlich sind alle „Negativerfolge“ – das heißt Tausende (!) von Teilnehmern, die das Programm aus Frust abgebrochen haben oder aus anderen Gründen ausgeschieden sind – gar nicht in die Auswertung eingegangen.

FdH-Diäten

Auch über die FdH-Kur gibt es eine berühmte Untersuchung, das so genannte Minnesota-Experiment: Die Teilnehmer wurden ein gutes Jahr lang interniert. 24 Wochen davon wurden sie konsequent auf Kriegsgefangenenkost gesetzt, das heißt: Sie bekamen nur 50 Prozent ihres tatsächlichen Kalorienbedarfs! Nach diesen 24 Wochen bekamen sie zwölf Wochen Aufbaukost, denn das hatten sie bitter nötig. Dann durften sie acht Wochen lang so viel von ihrer bisherigen Nahrung essen, wie sie wollten. Nochmals wurde die Kost zwölf Wochen lang streng rationiert und kalorienreduziert. Machen wir's kurz: Am Ende des Experiments hatten die Teilnehmer durchschnittlich 74 Prozent (!) mehr Fett auf den Rippen als vor der Hungerorgie.

INFO

Auch nach einer so genannten FdH-Hungerkur reagiert der Körper erwiesenermaßen nicht anders als nach einer Diät. Für ihn ist beides ein Katastrophenzustand, eine extreme Hungersnot, und wenn dieser Zustand vorbei ist, holt der Körper sich alles wieder zurück – und noch ein paar Kilogramm drauf ...

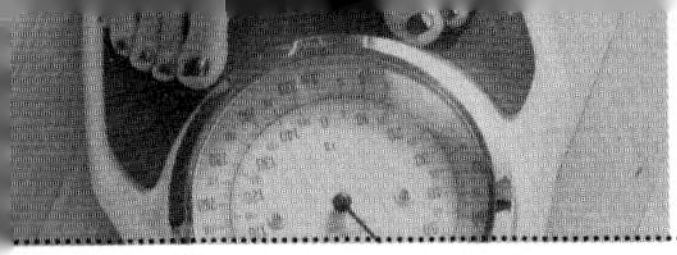

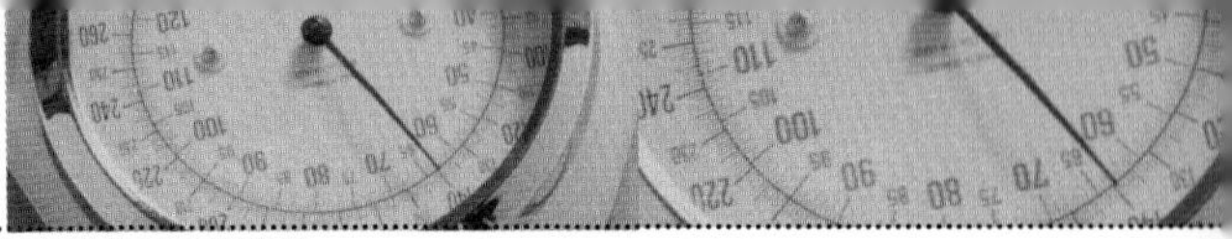

Essstörungen sind Beziehungskrisen

Wenn die Gedanken nur noch um das Essen kreisen, wenn das Bedürfnis zu essen zwanghaft und anfallartig kommt, wenn man gar nichts mehr isst oder große Mengen in sich hineinstopft, dann ist man vermutlich krank: Gestörtes Essverhalten wird fast immer chronisch und ist dann in den meisten Fälle nur mit Hilfe einer Therapie zu heilen. Es werden drei Arten von Essstörungen unterschieden, wobei in der Praxis häufig Mischformen auftreten:

Magersucht

Die auch als Anorexia nervosa bekannte Krankheit tritt gehäuft bei sehr jungen Mädchen auf und ist oft eine Begleiterscheinung der Pubertät. Chronische Magersucht kann allerdings bis weit in das Erwachsenenalter hinein bestehen bleiben. Die Betroffenen hungern extrem, betreiben exzessiv Sport und haben deutliches Untergewicht. Trotz des abgemagerten Körpers empfinden sich Magersüchtige immer noch als zu dick. Sie teilen sich den Tag mit sportlichen Aktivitäten und den winzigen Mahlzeiten minutiös ein, was in den meisten Fällen zur Isolierung und einem Rückzug in eine ganz eigene Welt führt. Euphorie wird von dem hohen Maß an Disziplin, der man sich „erfolgreich" unterworfen hat, ausgelöst. Sexualität indes wird als Bedrohung empfunden, was bis zum Ausbleiben der Regel führen kann.

Fettsucht

Rund 17 Prozent aller Deutschen leiden an „Fressanfällen", die zur auch Adipositas genannten Fettsucht führen. Bei dieser Essstörung ist das Gefühl für körperliche Sättigung verloren gegangen. Essen ist nicht mehr die natürliche Reaktion auf ein Hungergefühl, sondern Ersatzbefriedigung unerfüllter emotionaler Bedürfnisse. Dabei sind es nicht nur die großen Mengen an Nahrungsmitteln, die zur Fettsucht führen, sondern auch deren Zusammensetzung. Größte Befriedigung verschafft Kost, die besonders viel Fett oder Zucker enthält und damit die Vermehrung von Fettgewebe besonders fördert.

Bulimie

Die dramatischste und gleichzeitig heimlichste Form der Essstörung ist die Bulimie oder Ess-Brech-Sucht. Im Gegensatz zu Mager- und Fettsüchtigen, denen die Krankheit einerseits sofort anzusehen ist und die sich andererseits selbst von der Gesellschaft zurückziehen, können bulimische Menschen weitgehend unauffällig am gesellschaftlichen Leben teilnehmen. Zwar

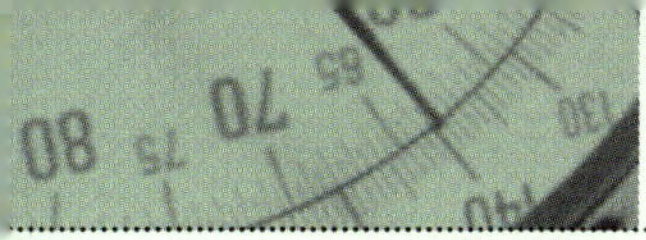

leiden Bulimiker wie die Fettsüchtigen an Fressanfällen, die sie auch mehrmals am Tag heimsuchen können, doch die panische Angst vor dem Dickwerden führt wiederum zu drastischer Gewichtskontrolle: Die gerade hineingestopfte Nahrung wird erbrochen. Oft geht Bulimie auch mit dem Missbrauch von Abführmitteln und Appetitzüglern einher. Da sowohl die Heißhungerattacken als auch das anschließende Erbrechen als entwürdigend empfunden werden, entwickeln sich Scham und Schuldgefühle, die bei längerer Dauer der Krankheit zu Depressionen und Selbstmordgefährdung führen können.

Bisher galten Essstörungen vor allem als „Frauenkrankheit“. Bei Umfragen gaben zwei Drittel der Frauen im Gebiet der alten Bundesrepublik und drei Viertel der Frauen in den östlichen Bundesländern an, Schwierigkeiten mit ihrem Essverhalten zu haben. Inzwischen sind aber auch immer mehr Männer davon betroffen. Jeder Zwölfte im Alter zwischen 15 und 35 Jahren leidet unter dem Gefühl, zu dick zu sein. Äußerliche Ursache dafür ist das Schönheitsideal, das in den westlichen Wohlstandsgesellschaften propagiert wird: Die Maße 90, 60, 90 für Brustumfang, Taille und Gesäß bei den Frauen, muskulöser „Waschbrettbauch“ bei den Männern. Dass gestörtes Essverhalten bei sehr jungen Menschen kurz vor oder während der Pubertät auftritt, hat damit zu tun, dass es lediglich Symptom einer Identitätskrise ist. Trennungen sind häufig Auslöser von Bulimie, sei es, dass die Familie an einen anderen Ort zieht und das Kind sich in einer neuen Umgebung behaupten muss oder dass die Eltern sich scheiden lassen und ein Elternteil nicht mehr im Haushalt lebt. Andere Auslöser können Überforderung durch hochgezüchtete Perfektionsansprüche und eine besonders strenge Erziehung sein. Die Betroffenen werden dabei immer jünger, denn Leistungsdruck und Erfolgsstreben dringen immer weiter in den Schulalltag vor und führen in immer jüngerem Alter zu fundamentaler Verunsicherung. Jedes dritte Mädchen unter elf Jahren hat bereits Erfahrungen mit Diäten gemacht. Dass Jungens weniger empfänglich sind für Abmagerungskuren, hat mit Mannbarkeitsritualen zu tun, die als letzte Geschlechterrollenklischees noch Bestand haben: Junge Männer ertränken ihre Probleme mit sich und ihrer Familie in Alkohol und zeigen ihren Mut im Konsum illegaler Drogen. Die Diäten aber sind es schließlich, die heute von vielen Medizinern als „Einstiegsdroge“ in das krankhafte Essverhalten eingeschätzt werden.

Dicksein – ein Risiko?

Kommen wir nun zu einem anderen Dogma, mit dem die Gemeinde der angeblich oder tatsächlich Dicken ständig tyrannisiert wird: das geradezu selbstmörderische Gesundheitsrisiko, das ein Übergewichtiger haben soll. Leider gibt es immer noch zu viele unter uns, die den Behauptungen der Ernährungspäpste viel zu unkritisch Glauben schenken. Da werden von hoher Warte aus durchaus leichtfertige und undifferenzierte Behauptungen aufgestellt. Die führen dann dazu, dass viele nur mäßig Übergewichtige unter dem ständigen Druck leben, ihre Kilos würden aufs Heftigste ihre Gesundheit gefährden. Nicht wenige sind felsenfest davon überzeugt, dass „Dicksein" in jedem Fall gesundheitsschädlich ist.

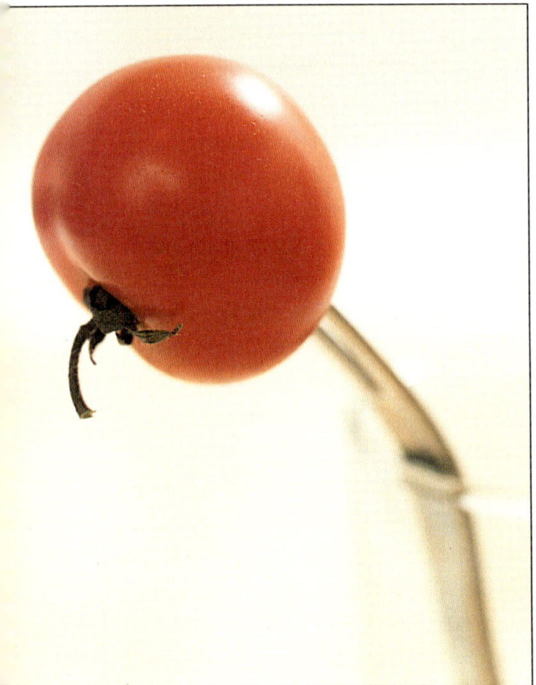

Praktisch alles gibt es in verschiedenen Größen. Warum sollte es bei den Menschen anders sein?

Einstieg in den Ausstieg

Ich werde Ihnen in diesem Kapitel einige Fakten präsentieren, die Ihre Vorstellung, Sie müssten unbedingt abnehmen, wesentlich beeinflussen sollten. Bekanntermaßen bin ich keine Medizinerin, aber als ein Mensch, der sich lange genug mit Diäten herumgequält hat, habe ich mich natürlich gründlich informiert. Einerseits war mir diese Recherche eine große Hilfe beim Ausstieg aus meinem eigenen Diätwahn, andererseits war sie natürlich auch nötig, als die Idee zu diesem Buch Gestalt annahm.

Bitte keine Panik!

Ich will Sie auch hier nicht mit einem Haufen von Statistiken und Thesen oder Auflistungen von Studien und Büchern zum Thema Diäten, Dicksein, Schlankwerden und Gesundheit strapazieren. Also stellen wir die wesentlichen Fragen:

- Wie dick darf ein Mensch sein, ohne dass seine Gesundheit gefährdet ist?
- Verkürzt Übergewicht die Lebenserwartung?

- Gibt es so etwas wie ein Idealgewicht?
- Wer ist eigentlich dick?

Zum Fürchten – der Body Mass Index

Fangen wir einmal mit der letzten Frage an: Wer eine Dicke oder ein Dicker ist, das bestimmt die „Deutsche Adipositas-Gesellschaft". Adipositas heißt auf Deutsch schlicht Fettleibigkeit oder auch Fettsucht, und die „Deutsche Adipositas-Gesellschaft" legt fest, wo diese „Krankheit" beginnt. Als Maßstab dient ihr dazu der so genannte Body Mass Index (BMI), zu Deutsch der Körpermassenindex. Dieses theoretische Modell zur Bestimmung des „richtigen" Gewichts ist zurzeit up to date.

Die Tabelle, die ich gerade zur Hand habe, reicht bis BMI 36, aber das ist auch schon ganz beeindruckend: Bei 1,70 Metern Körperhöhe würde ein Mensch dann 104 Kilogramm wiegen, und das dürfte in den meisten Fällen tatsächlich etwas zu viel sein. Ich kann mir auch sehr gut vorstellen, dass eine solche Körperfülle nicht unbedingt für jeden gesund ist. Doch das weiß man auch ohne BMI-Rechnerei. Aber rechnen wir mal weiter: Wenn ein Mensch bei 1,70 Metern Körperhöhe 75 Kilogramm wiegt, dann hat er einen BMI von 26 – und damit hat er „Adipositas Grad 1"! Er gilt als krankhaft übergewichtig!

Eine Rechnung für alle?

Ich persönlich kann mich des Eindrucks nicht erwehren, dass hier wahllos alle Menschen über einen Kamm geschoren werden. Macht das Sinn? Wohl eher weniger. Dieses BMI-Modell ist ebenso umstritten wie alle anderen Modelle vor ihm, die von Pharmakonzernen, Versicherungen und sonstigen Interessenten ausgeheckt wurden. Ich habe den Eindruck, dass diese BMI-Werte reichlich willkürlich und damit auch fragwürdig sind. Ich wette, dass es massenhaft Menschen gibt, die sich bei 1,70 Metern Länge und 75 Kilo Gewicht pudelwohl fühlen und nicht im Geringsten in ärztliche Behandlung müssen!

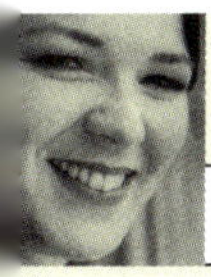

MEIN TIPP

Berechnen Sie den Body Mass Index!

Der Body Mass Index berechnet sich so: Sie dividieren Ihr Gewicht (in Kilogramm) durch das Quadrat Ihrer Körperlänge (in Metern). Wenn Sie also 70 Kilo wiegen und 1,70 Meter groß sind, teilen Sie 70 durch $1{,}70^2$. Dann haben Sie – zumindest nach meiner Rechnung – einen Body Mass Index von 24,3 und dürfen sich beglückwünschen, denn Sie leben im grünen Bereich. Das angebliche Normalgewicht liegt nach Ansicht der „Deutschen Adipositas-Gesellschaft" bei einem BMI zwischen 20 und 24,9. Bei BMI 25 beginnt die Fettsucht ersten Grades und erstreckt sich bis zum BMI 29,9. Danach kommt zwischen 30 und 39,9 die Fettsucht zweiten Grades. Beim BMI 40 beginnt dann das bizarre Reich der Adipositas Grad 3.

Sterben dicke Menschen früher?

Damit wären wir bei der nächsten unserer wesentlichen Fragen: Wie dick darf ein Mensch denn nun sein?

Die Dreistigkeit der Interessengemeinschaft aus bestimmten Medizinern, Pharmakonzernen, Ernährungsexperten, „Ernährungsberatern" und sonstigen Gruppen ist wahrlich beeindruckend: Sie tyrannisieren Leute, die gerade mal fünf Kilo zu viel haben, allen Ernstes mit der Behauptung, dass sie wegen dieser paar Kilo eine verkürzte Lebenserwartung hätten. Eine solche radikale Behauptung verwundert mich, denn selbst ich als Nichtmedizinerin bin bei der Recherche zu diesem Buch auf mehrere Untersuchungen gestoßen, die diese Behauptung schlicht widerlegen.

Scheinbar kein Unterschied?

Da gibt es eine amerikanische Untersuchung, die klar belegt, dass Männer, die einen BMI zwischen 24 und 26 hatten – also nach der derzeit gültigen Norm bereits an Übergewicht litten – die absolut niedrigste Sterblichkeit aufwiesen. Bei den Frauen, deren Körper naturgemäß einen höheren Fettgehalt aufweisen, lebten die Dicken genauso lange wie die Dünnen. Sie starben

Dieser Mann lebt gesund: Er hat ausreichend Fleisch auf den Rippen.

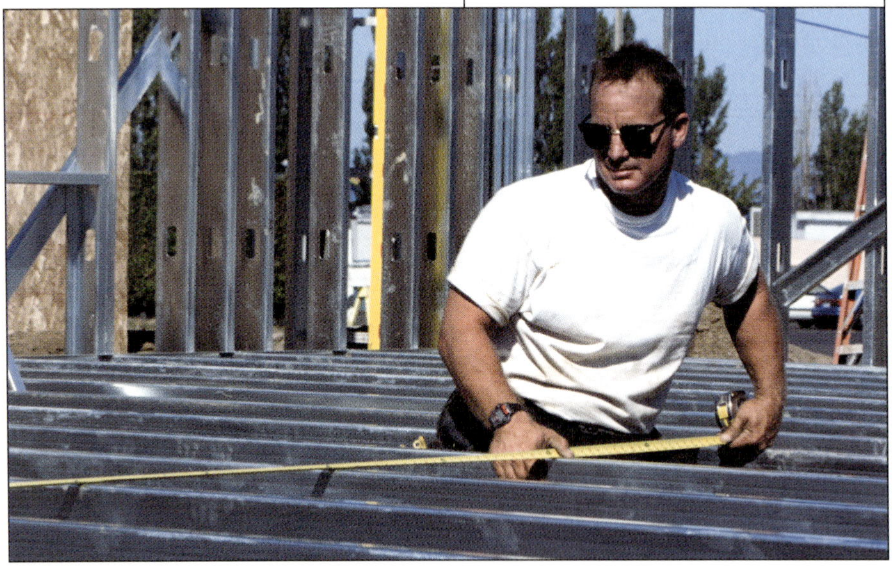

lediglich an verschiedenen Krankheiten. Eine interessante Untersuchung wurde auch an der Klinik für Stoffwechselerkrankungen und Ernährung in Düsseldorf durchgeführt. Hier wurden mehr als 6000 dicke Menschen über Jahre hinweg genauestens beobachtet. Die Teilnehmer waren im Schnitt 40 Jahre alt und wiesen BMIs zwischen 25 und 74 (!) auf. Bei diesem Projekt zeigte sich, dass Frauen mit leichtem und auch deutlichem Übergewicht (bis BMI 32) genauso lange lebten wie der viel schlankere weibliche Durchschnitt im Land Nordrhein-Westfalen. Erst oberhalb eines BMI von 40 zeigte sich ein statistisch signifikanter Anstieg der Sterblichkeit. Bei den männlichen Teilnehmern zeigte sich ein Anstieg ab einem BMI von 32.

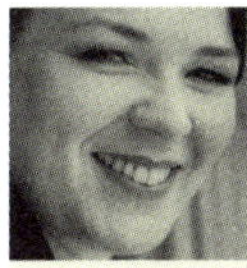

MEIN TIPP

Lassen Sie sich nicht verunsichern!

Halten wir zur Sicherheit noch einmal fest: Wer ein mäßig Übergewichtiger ist und ausreichend Sport treibt bzw. sich regelmäßig bewegt, z.B. spazieren geht, braucht sich von den Drohungen der „Interessengemeinschaft Schlankheit & Profit" nicht mehr ins Bockshorn jagen zu lassen. Ein gesunder, bewegungsfreudiger Mensch ist wegen seiner paar Kilo Übergewicht nicht in irgendeiner gesundheitlichen Gefahr.

Gesund trotz Risikofaktor

Dass die Zahlen auf der Waage nicht der Weisheit letzter Schluss sind, sondern die persönlichen Lebensumstände eine entscheidende Rolle spielen, kann man auch in einer Studie erkennen, die von der Universität Ulm durchgeführt wurde. Die Experten verfolgten viereinhalb Jahre lang den Gesundheitszustand von über 8000 Bauarbeitern im Alter zwischen 25 und 65 Jahren. Sie stellten fest, dass die dicksten Arbeiter am häufigsten Bluthochdruck, Diabetes und erste Anzeichen für die Möglichkeit einer koronaren Herzkrankheit (KHK) zeigten. Das war nicht überraschend, denn ein zu großes Übergewicht ist durchaus ein Risikofaktor in dieser Hinsicht. Ein Risikofaktor – das heißt nicht, dass eine solche Erkrankung auch zwangsläufig eintreten muss. Es besteht lediglich das Risiko für eine Krankheit.

Eine Frage der Lebensumstände

Woraus wir etwas Fülligeren nun genüsslich den Schluss ziehen können, dass allein das Übergewicht, wenn es nicht gerade völlig überzogen ist, keine Ursache für eine verkürzte Lebenserwartung ist. Im Gegenteil: Die angeblich „Fettsüchtigen" mit einem Body Mass Index von über 30 leben im Schnitt länger als „Normalgewichtige". Allerdings sollten wir bei den Ergebnissen

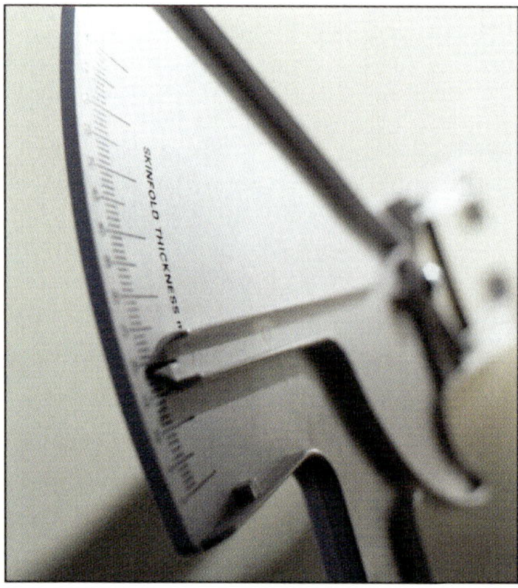

Das Wohlfühlgewicht entdecken Sie nicht auf der Waage, sondern wenn Sie auf Ihren Körper hören!

der Ulmer Studie tunlichst Folgendes beachten: Die Objekte dieser Untersuchung waren keine Büromenschen, die den ganzen Tag auf mehr oder minder bequemen Stühlen sitzen. Bauarbeiter sind Menschen, die täglich eine schwere körperliche Arbeit verrichten. Und das ist nach Ansicht der Ulmer Experten wohl auch der entscheidende Grund für das erstaunliche Ergebnis. Ein so genannter Dicker, der sich tüchtig bewegt, ist anscheinend langlebiger als ein Dünner.

Damoklesschwert Herzinfarkt

Das gilt sogar für das allergrößte Schreckgespenst, das die Kämpfer gegen das Dicksein immer wieder ins Feld schicken: den Herzinfarkt. Auch da liegt manches im Argen, und genau genommen wissen unsere Ernährungsexperten nicht wirklich, worin der Zusammenhang zwischen Dicksein und Herzinfarkt denn nun liegt. Die Ergebnisse der Krankenschwesternstudie und der Framingham-Studie, der beiden meistzitierten Quellen für das angebliche „Herzinfarktrisiko", werden heute von namhaften Wissenschaftlern bezweifelt, und kritische Kollegen bemängeln zweifelhafte Methoden und zu viele Ungereimtheiten in den Untersuchungsergebnissen.

Das Ammenmärchen vom Idealgewicht

Dick ist also nicht gleich dick! Und wahrscheinlich ist es nur eine Frage des Le-

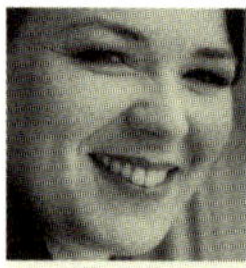

MEIN TIPP

Finden Sie Ihr individuelles Wohlfühlgewicht!

Lassen wir uns nicht mit einem „Idealgewicht" tyrannisieren, das es überhaupt nicht gibt! Sie allein wissen, was das für Sie ganz persönliche Idealgewicht ist. Finden Sie heraus, welches Körpergewicht für Sie das angenehmste ist: Dann haben Sie Ihr Idealgewicht. Und lassen Sie sich nichts anderes weismachen. Die Sache mit dem vorgeschriebenen „Idealgewicht" ist Unfug, aber seit Jahrzehnten eine fixe Idee, ein unumstößliches Dogma der Ernährungspäpste.

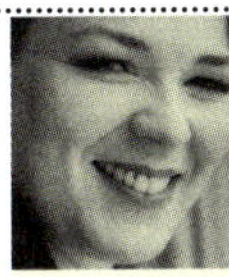

MEIN TIPP

Denken Sie an Ihre Nerven!

Alle Versuche, das Gewicht dauerhaft zu senken, sind bei einem gesunden Körper zum Scheitern verurteilt. Denn Abspecken ist von der Evolution nicht vorgesehen und auch nicht erwünscht. Seit Jahrhunderten konnte in Notzeiten nur derjenige überleben, der genug Speck auf den Rippen hatte, um davon zehren zu können. Und unser Körper ist so programmiert, dass er nach einer solchen Notzeit möglichst rasch wieder zu vollen Kräften kommen will. Nach einer Hungersnot klammert er sich an jede Kalorie! Überlebensstrategie! Und der Körper wird das nicht ändern. Warum sollte er auch?

bensstils, ob man mit einem Gewicht, das nach Ansicht mancher Ernährungspäpste krankheitsfördernd ist, gesund und freudig leben und genießen kann.

Gott sei Dank ist dieser Quatsch mit dem „Idealgewicht" inzwischen eindeutig widerlegt worden – was die „Deutsche Adipositas-Gesellschaft" aber nicht im Geringsten daran hindert, weiterhin mit ihrem Body Mass Index herumzufuchteln. Wie töricht! Früher oder später kommt ohnehin wieder jemand, der behauptet, man müsse einen neuen Maßstab einführen.

Vergessen Sie den BMI!

Es gibt kein einheitliches Idealgewicht für verschiedene Menschen. Alle großen Studien zu Übergewicht und Sterblichkeit haben gezeigt, dass ein mäßiges „Übergewicht" – das ja eigentlich überhaupt keines ist! – kein erhöhtes Krankheitsrisiko bedeutet. Eher das Gegenteil ist der Fall. Und inzwischen gibt es zum Glück immer mehr Mediziner, die ihre Ratschläge an mäßig Übergewichtige neu überdacht haben. Man fängt sogar ganz leise an, die gesundheitlichen Vorteile eines mäßigen Übergewichts zu erforschen.

Falls Sie ganz persönlich aber weiterhin Steine den Berg hochrollen wollen, wenn Sie unbedingt weiter von Diät zu Diät hecheln wollen, wenn Sie wieder einmal gescheitert sind und sich die Schuld daran geben, wenn Sie an Ihrer Stärke und an Ihrem Willen zweifeln – wenn Sie wirklich weiter so leben möchten, dann habe ich nach all den Hiobsbotschaften für profilierte Diätler endlich auch eine gute Nachricht für Sie! Eine richtig frohe Botschaft sozusagen: Es liegt nicht an Ihrer Unfähigkeit! Es liegt auch nicht speziell daran, dass gerade Sie einen zu schwachen Willen haben! Sie tun wirklich das Beste, was Sie können! Sie sind eisern, Sie schinden und quälen sich. Und Sie können stolz darauf sein, wenn Sie wollen! Sie haben schließlich alles gegeben! Ihre Nerven sind dünn wie Nähgarn, aber Sie wissen genau, was Sie tun. Sie nehmen ab! Aber die verdammte Waage zeigt kein Kilo weniger an! Im Gegenteil! Am liebsten würden Sie das Ding ...

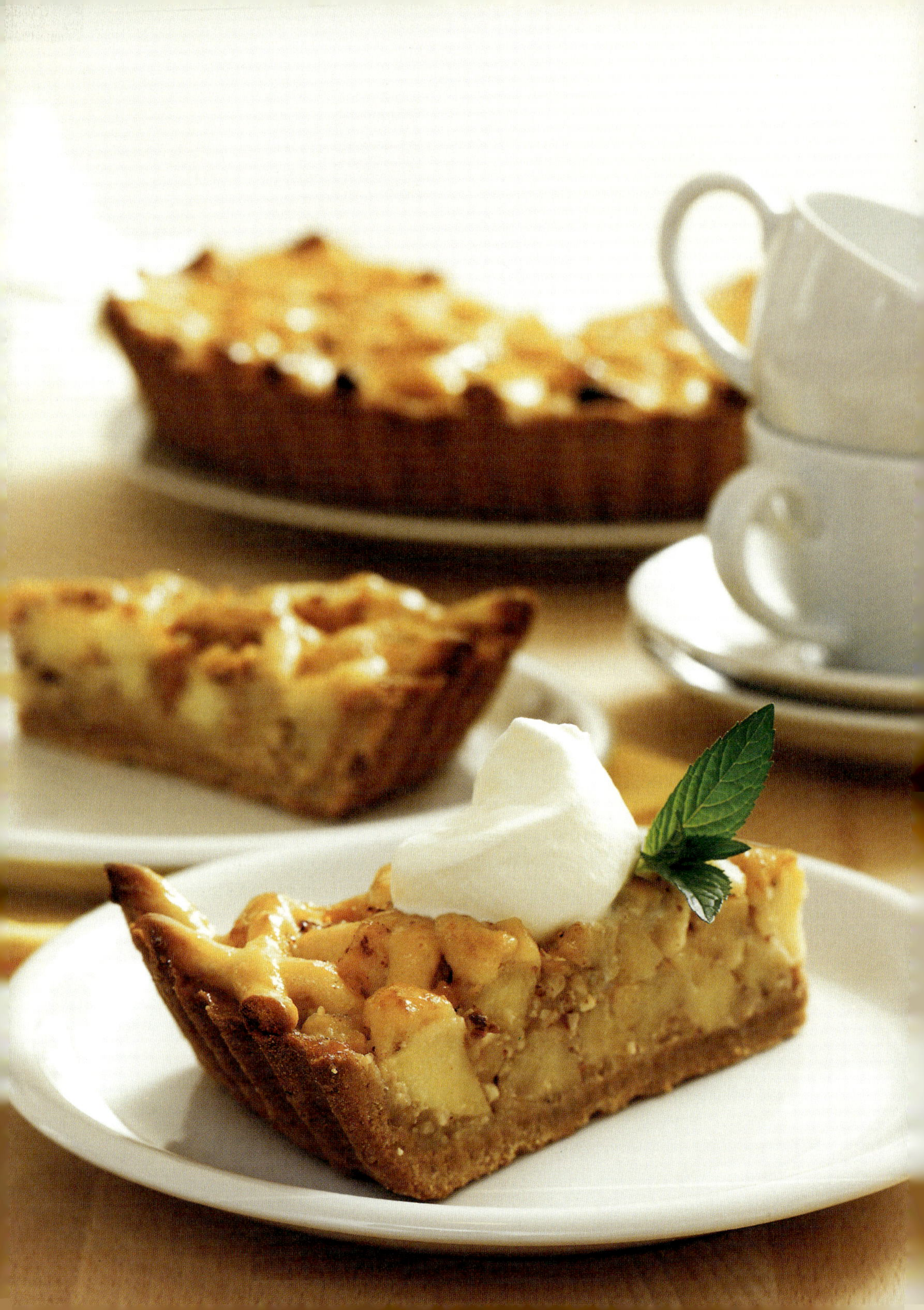

3 Gutes Essen – Labsal für Leib und Seele

Machen Sie sich frei von den Zwängen, die Ihnen die Werbung und die Modeindustrie auferlegen

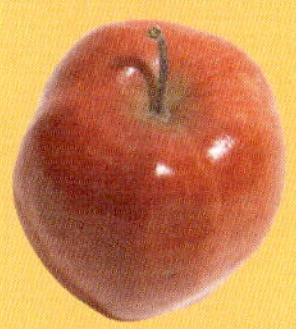

wollen. Fangen Sie an, das Essen zu genießen, denn ein üppiges Menü ist nicht nur Nahrung für den Körper, sondern auch Balsam für die Seele.

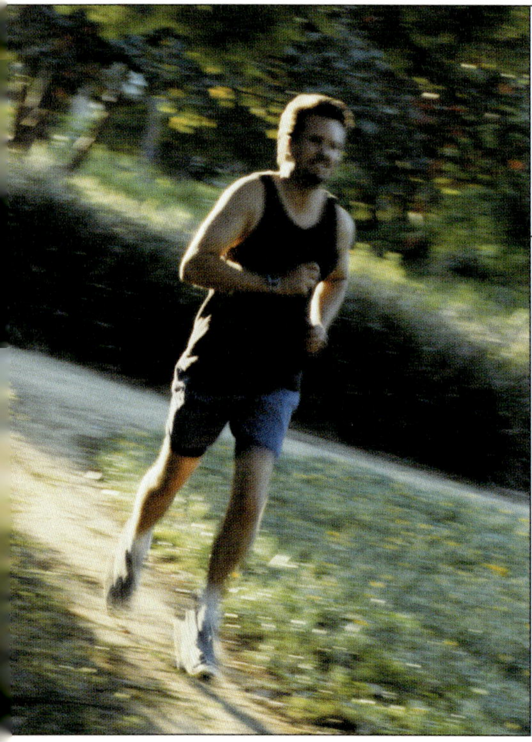

Suchen Sie sich die Bewegung, die Ihnen am meisten Spaß macht, dann aber möglichst regelmäßig!

Kann denn Essen Sünde sein?

Sie würden liebend gern wieder ganz normal und lustvoll essen und bei einem Glas Wein mit Freunden an einem großen Tisch mit guten Speisen sitzen? Und völlig unbekümmert zugreifen? Sie möchten am liebsten essen, was Sie wollen und so viel Sie wollen? Ja? Aber Sie haben Angst, dass Sie dann „dick" werden? Glauben Sie mir: Diese Angst ist überflüssig. Wenn Sie nicht um jeden Preis auf einer Twiggy-Figur bestehen, ohne die genetische Ausrüstung für einen solchen Körper zu besitzen, wenn Sie so viel Selbstbewusstsein haben, dass Sie zu Ihren vier, fünf oder sogar zehn Kilo angeblichem „Übergewicht" stehen – dann können Sie wieder ein herrlich freies Leben führen.

Gelegenheit macht Diebe

Gerade in meinem Beruf treffe ich mich des Öfteren mit Freunden, Geschäftspartnern oder auch mit anderen Moderatoren, um manches zu besprechen. Das macht man dann natürlich nicht zu Hause bei einem Glas Wasser, sondern meistens gehen wir aus und leisten uns ein üppiges Essen mit drei oder vier Gängen und einem guten Wein dazu. Ich genieße solche Anlässe aus vollem Herzen.

Was war das früher für ein Stress für mich! Das fing schon vor dem Essen an. Ich habe mir doch tatsächlich schon vorher jede Menge Gedanken darüber gemacht, was für Konsequenzen ein solches Essen für mich hätte. So ganz nach dem Motto: Mein Gott, das werden so viele Kalorien, dass hinterher die blaue Hose wieder kneift! Heute kann ich mich über solche Gedanken amüsieren. Kann schon sein, dass die blaue Hose irgendwann mal kneift. Aber dann ziehe ich eben so lange eine andere Hose an. Und es dauert nicht lange, bis die Blaue nicht mehr kneift.

Regelmäßige Bewegung

Ich genieße es einfach, gut zu essen. Und mit einiger Vernunft kann sich das jeder leisten, ohne dabei zuzunehmen. Ich bewege mich viel, und zwar so oft es geht an der frischen Luft. Außerdem habe ich mir neuerdings allen Ernstes ein Laufband für mein Büro besorgt.

Mir ist klar geworden, dass ich nicht alles auf einmal haben kann. Denn wenn ich einerseits nicht genügend Zeit habe, um joggen zu gehen oder ein bisschen Fitness zu machen, andererseits aber oft und gut zum Essen gehe, nehme ich mehr zu als nötig. Das liegt in der Natur der Sache und ist keinerlei Grund zur Beunruhigung. Das kriege ich auch problemlos wieder weg. Denn seit ich von dem Diät-Trip runter bin, kann ich mein Gewicht mit etwas Bewegung konstant halten.

Sportlicher Ausgleich

Irgendwie bin ich gegen früher ganz schön sportlich geworden. Aber das ist für mich kein „Preis“, den ich dafür zahlen muss, dass ich gern gut esse und trinke. Ich zahle nicht im Geringsten einen Preis, denn es tut mir gut, und es ist gesund, wenn man's nicht übertreibt. Aber viel wichtiger ist mir tatsächlich, dass mir diese Sportlichkeit ermöglicht, gut, lustvoll und gesund zu essen, ohne dass ich letztlich zunehme. Das geht. Das geht sogar völlig problemlos. Und es macht einen Riesenspaß. Ich kann mich sehr gut an die Zeit erinnern, als ich mich mit verschiedenen Kuren durch die Welt quälte. Was für ein Unfug! Da waren Leib und Seele irgendwie getrennt, zumindest empfinde ich das heute so, wenn ich daran zurückdenke.

Kein Verzicht auf Genuss

Deshalb ist eines für mich ganz gewiss: Ich werde nie mehr auf diese Lebensqualität verzichten. Gutes Essen und Trinken hält tatsächlich Leib und Seele zusammen. Schon die einfachste Pasta mit einem trinkbaren Glas Wein ist ein geradezu tierisches Vergnügen, eine Lust, für die es keinen Ersatz gibt. Eine in Salzwasser gedünstete Karotte an zwei Petersilienblättern kann eine solch elementare Freude am Leben nicht vermitteln. Es sei denn, man ist ein Hase, der seine Karotten gedünstet mag.

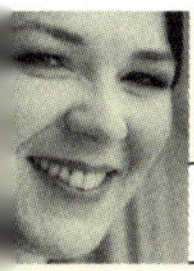

MEIN TIPP

Lassen Sie den ganzen Diätkrempel fahren!

Schmeißen Sie das Zeug einfach weg! Machen Sie sich klar, auf welch elementaren Lebensgenuss Sie da freiwillig verzichten! Ihr Leib hungert, und Ihre Seele jault vor Frust! Fangen Sie sofort und auf der Stelle mit dem Ausstieg aus dem Diätunfug an! Denn wer zu spät kommt, den bestraft das Leben. Und wer sich nur nach irgendwelchen Regeln „ernährt“, statt lustvoll zu essen – oder gar zu speisen –, der verfehlt das Leben.

Und auch Ersatzhandlungen der entlegensten Art können die Lust am Essen und Trinken nicht ersetzen. Nicht einmal annähernd. Da nutzt die beste Karriere nichts. Und auch keine Villa im Grünen mit einem roten BMW-Cabrio davor. Kein anderer Erfolg in Ihrem Leben kann Ihnen diesen elementaren Lebensgenuss ersetzen. Weder Geld noch Macht noch Liebe. Und wer meint, er möchte, statt gut zu essen, lieber dreimal in der Woche mit knurrendem Magen seine sauberen Fenster putzen, der soll das ruhig tun. Ich fürchte nur, es ist auch kein guter Ersatz.

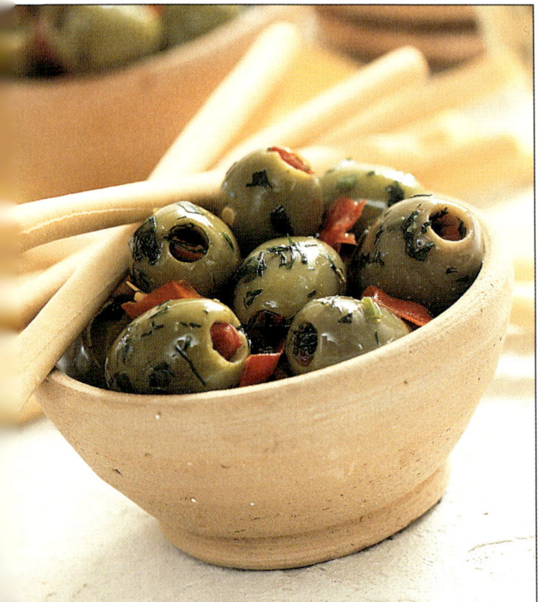

Essen mit Genuss muss einfach ab und zu sein. Da werden alle Sinne gleichzeitig aktiviert.

Lernen Sie genießen!

Ich habe einen prima Vorschlag: Sie probieren jetzt einfach mal ein Rezept aus „Veras Restaurant-Diät" aus. Eines für mutige Zeitgenossen, für solche, die sich denken: Wenn ich schon sündige, dann richtig. Ich kenne da einen sehr guten Türken. Vielleicht kennen Sie ja auch noch einen, von früher vielleicht, als Sie noch essen durften, was Sie wollten. Da gehen Sie heute Abend hin. Und lassen Sie sich einen Tisch reservieren, denn dann sind Sie auf der sicheren Seite und haben weniger Stress.

Viel Vergnügen!

Gehen Sie mit jemandem dorthin, den Sie sehr gern mögen, denn dann macht es noch einmal so viel Spaß. Machen Sie es sich so richtig gemütlich. Atmen Sie ganz tief durch, und bestellen Sie ganz souverän eine Vorspeise. Zum Beispiel eine Auberginenpaste mit Oliven. In dieser Paste sind außer Auberginen und schwarzen Oliven noch Knoblauch, Zwiebel, Paprika, Zitronensaft, Petersilie, Chilis, Zucker, Pfeffer, Salz, Jogurt, Olivenöl und Wasser enthalten. Trinken Sie dazu, was Sie wollen! Am besten einen Raki mit Wasser. Genießen Sie das. Während Sie schweigend und genüsslich den Geschmack und den Duft der Auberginenpaste genießen und zwischendurch ausprobieren, ob der Raki mit

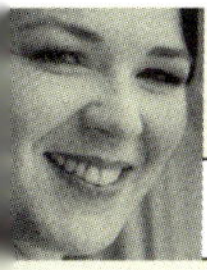

MEIN TIPP

Nehmen Sie die Ernährungsgurus nicht ernst!

Ich persönlich habe echte Probleme damit, wenn mir ein esoterisch angehauchter Ernährungsguru vorschreiben will, ganz bestimmte Dinge zu essen, weil die Welt in ihrem Innersten nach diesem oder jenem Prinzip funktionieren soll. Ich bin ja weiß Gott keine Philosophin, nicht mal eine Esoterikerin, aber wenn ich so etwas höre, dann stellt sich mir doch die simple Frage: Woher weiß der das? Ich meine: Kein Mensch weiß, was die Welt im Innersten zusammenhält. Woher denn auch? Ein gedünsteter Kohlrabi wird es sicher nicht sein. Oder doch?

seinem Anisaroma auch tatsächlich dazu passt, beobachten Sie ganz entspannt, wie am Nebentisch groß aufgefahren wird: lauter prächtig aussehende Gerichte, die Sie nicht kennen. Die Sie aber ganz genauso ausprobieren können.

… schon neidisch?

Ja, auch Sie können diese wunderbar duftenden Speisen ganz einfach essen, wenn Sie das wollen! Und betrachten Sie die Gesichter der Menschen an diesem Tisch. Das Leuchten in ihren Augen, die erwartungsvolle Freude ihrer Mienen. Denen läuft schon das Wasser im Mund zusammen. Und gleich – gleich werden sie essen. Werden sich den ersten Bissen auf der Zunge zergehen lassen, den Blick eher nach innen gerichtet, den Geist ganz an die Aromen hingegeben, die sich in ihrem Mund entfalten.

Der Franzose Jean Anthelme Brillat-Savarin (1755–1826), der große Philosoph des Genusses, hat das, was Sie gerade am Nebentisch sehen, so ausgedrückt: „Die Entdeckung eines neuen Gerichtes macht die Menschheit glücklicher als die Entdeckung eines neuen Sterns." Meiner Ansicht nach hat der Mann Recht.

Versöhnen Sie Ihre Seele

Vielleicht probieren Sie heute, an diesem herrlichen Abend, an dem Sie hoffentlich aus dem Diätwahn aussteigen, einmal Etli Pirinç Pilavi Acili. Das ist ein einigermaßen scharfes Reisfleisch, etwas für mutige Genießer, eine Delikatesse, die Leib und Seele auf der Stelle wieder miteinander versöhnt. Feurig vereint, gewissermaßen. Und falls Sie Bedenken haben wegen Ihres Magens, der so etwas Gutes nicht gewöhnt ist – entspannen Sie sich. Es ist sehr bekömmlich. Es sind feine Stücke vom Lamm, gewürzt mit Rosmarin, Thymian, Knoblauch und Peperoni. Natürlich kommen noch eine Menge andere Dinge wie Lorbeer, Pfeffer, Petersilie, Olivenöl, Lammfond etc. dazu. Das Ganze köchelt über eine Stunde sanft vor sich hin, und die verschiedenen Aromen verbinden sich zu einer einmaligen Geschmackskomposition. Der Koch hat dieses Etli Pirinç Pilavi Acili mit Liebe und Professionalität zubereitet. Auch für Sie! Genießen Sie es! Betrachten Sie auch die wunderschöne Schüssel, in der es serviert wird. Freuen Sie sich über die Musik im Hintergrund und an dem Lachen, das immer wieder mal irgendwo im Restaurant zu hören ist. Und während Sie dieses Essen genießen, während Sie Ihren Leib und Ihre Seele verwöhnen, können Sie sich ja einmal überlegen, ob es irgendwelche vernünftigen Alternativen geben kann, zu einer solchen Art zu essen.

Es gibt keine Alternative

„Selbstverständlich nicht!", ruft uns der gesunde Menschenverstand zu. Es gibt durchaus einige Ernährungsgurus, die Alternativen anbieten. Das ist eine andere Abteilung als Hollywood-Star-Diät, Slimfast, Weight Watchers und all die nichtsnutzigen Dinge, die sonst noch auf dem kruden Abspeckmarkt gehandelt werden. Diese „alternativen" Gurus ziehen nicht profan und profitgierig gegen den ordinären Speck zu Felde, sondern bieten mehr oder minder weltanschaulich gefärbte „Ernährungssysteme" an, die auch immer äußerst gesund sein sollen. Vor allem aber werden sie den Jüngern der Gurus als das einzig Wahre und Richtige in Sachen Essen verkauft.

Hay'sche Trennkost & Co.

Nehmen wir mal die Trennkost am Beispiel „Fit for Life" von Harvey Diamond. Die Diamonds wollen mir sicherlich keine Weltanschauung andrehen. Für mich hat diese Diät etwas Sektiererisches. Als ich das Buch las, stieß ich doch hier und da auf Stellen, die sehr merkwürdig klangen. Es waren geradezu apokalyptische Drohungen gegen diejenigen, die sich nicht an die Trennkost-Doktrin halten.

Trendy und daher effektiv?

Die Trennkost wähle ich hier aus der Reihe der angeblichen Alternativen zu einer vernünftigen und lustvollen Ernährung aus, weil viele glauben, es sei tatsächlich eine

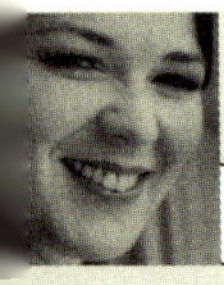

MEIN TIPP

Finger weg von der Trennkost!

Um es kurz zu machen: Trennkost ist schon deshalb keine Alternative zu einem lustvollen, variablen, gesunden und nährstoffreichen Essen, weil sie nach Ansicht von Mr. und Mrs. Diamond nicht essen sollen, um zu genießen und sich Ihres Lebens zu freuen – nein, Sie sollen die Trennkost essen, weil Sie damit abnehmen sollen! Und abnehmen müssen Sie unbedingt, denn sonst entsprechen Sie nicht dem Fitness-Ideal des Ehepaars Diamond.

gesunde und vernünftige Art zu essen. Wenn auch keine besonders lustvolle. Ich habe allergrößte Zweifel daran, und mit mir zweifeln fast alle unabhängigen und namhaften Ernährungsexperten. Trotzdem ist die Trennkost anscheinend ein Renner, denn immer wieder sehe ich irgendwelche Artikel darüber, und in den Schaufenstern der einschlägigen Buchläden liegt immer mindestens ein Buch über irgendeine Abart der Hay'schen Trennkost. Also muss doch was dran sein, oder? Oder ist „Trennkost" einfach wieder so eine fixe Idee? Etwas ohne Hand und Fuß, das den Leuten nur besonders gut eingetrichtert wurde? Wie das so genannte „Idealgewicht" etwa? Oder der berüchtigte „Body Mass Index"?

Essen, um abzunehmen

Damit könnten wir diese „Alternative" zu unserem lustvollen Genießen eigentlich abhaken, denn wir wollen ja nicht essen, um abzunehmen. Aber es ist schon ein Ärgernis, wie Mr. Diamond uns das normale und vernünftige Essen madig machen will. Stellen Sie sich vor, Sie hätten Hunger auf ein Steak mit einer Sauce Béarnaise und, sagen wir mal, gekräuterter Kartoffel in der Folie. Sie essen das mit großem Genuss und freuen sich des Lebens. Vielleicht trinken Sie danach einen Espresso oder ein Gläschen Schnaps. Das Essen ist Ihnen gut bekommen und Sie fühlen sich wohl. Leib und Seele geht's gut.

Nach Mr. Diamond war das aber ein sehr schlechtes Essen, ein regelrecht gefährliches sogar, denn die Zusammenstellung der Nährstoffe macht uns letztlich krank. Behauptet er. Beweist er aber nicht. Und dass Sie sich wohl fühlen nach dem lustvollen Verspeisen dieser Mahlzeit – das muss auch ein Irrtum sein. Eigentlich sollte es Ihnen schlecht gehen. Denn Ihr Körper befindet sich in einer „Notsituation". Der Organismus ist „bis an seine Grenzen beansprucht", weil er – nach Mr. Diamond – ein solches Essen überhaupt nicht richtig verdauen kann. Das Steak und die Kartoffel

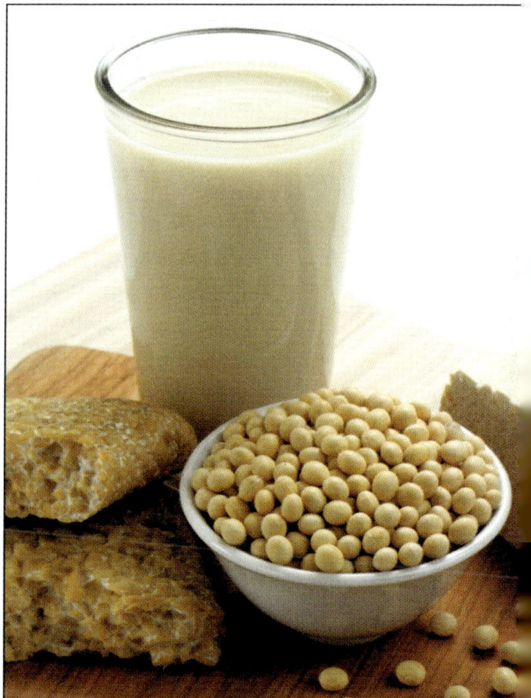

Eiweiß und Kohlenhydrate ausschließlich – wer hat da noch Appetit!

passen angeblich nicht zusammen. Man bekommt zwangsläufig schwere Verdauungsstörungen und Sodbrennen.

Da gibt es viele Beispiele von über 100-Jährigen, die dank Trennkost reine Energiebündel sind und sowohl Fahrrad fahren als auch Bücher schreiben sollen. Sie sind also nicht nur fit wie Turnschuhe, sondern auch geistig voll auf der Höhe. Und seit der Erfindung dieser Diät waren alle diese Trennköstler immer von einer fast überirdischen Schlankheit.

Ein dogmatisches Regelwerk

Dabei klingt die ganze Sache anfangs recht gut für einen Menschen, der in der Diätmentalität gefangen ist. Denn nichts ist absolut verboten, wesentlich ist nur die Beachtung des Was, Wann und Wie. Und damit fängt der Ärger an. Bis zum Mittagessen z.B. darf nur frisches Obst gegessen werden, und ab Mittag muss streng darauf geachtet werden, dass man die richtige Lebensmittelkombination einhält. Das heißt praktisch, dass nur eine einzige Speise aus

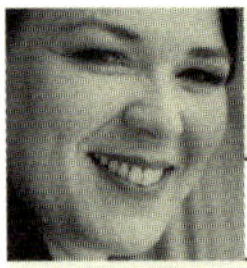

MEIN TIPP

Hüten Sie sich davor, neurotisch zu werden!

Meine persönlichen Erfahrungen mit dieser Ernährungsweise haben mich jedenfalls zu folgender Einsicht gebracht: Die Trennkost ist in keiner Weise eine Alternative zu einer lustvollen und bewussten Art zu essen. Nicht im Geringsten. Trennkost ist Frust statt Lust! Und wie viel Sinn sie macht, ist eigentlich nur in den einschlägigen Illustrierten noch umstritten.

Und hier noch eine Anmerkung für diejenigen unter uns, die sich dieser zweifelhaften Ernährungsdiktatur – aus welchen Gründen auch immer – trotzdem unterwerfen wollen: Ich bezweifle, dass Sie das auf die Dauer wirklich praktizieren können. Zumindest nicht, ohne eine leichte „Macke“ zu bekommen. Denn wer will diese rigiden Vorschriften und strengen Trennungen dauernd praktizieren, ohne mehr oder minder neurotisch zu werden? Ich wette, die Trennkost macht genauso Falten in die Seele wie alle anderen dieser Frustkuren. Vielleicht ist so mancher Mensch, der sich nach all diesen vielen Regeln gleichzeitig richten wollte, schwerstens durcheinander gekommen und sehr schnell wieder bei Pommes und Currywurst gelandet, weil das besser für sein Nervenkostüm ist. Denn da weiß man letztlich wieder, woran man ist.

„konzentrierter Nahrung" bestehen darf. Und als „konzentriert" gilt alles außer Obst, Gemüse und Salaten! Außerdem sollen eiweißhaltige und kohlenhydrathaltige (stärkehaltige) Nahrungsmittel nicht zusammen gegessen werden. Stärke und Eiweiß sollten nie miteinander verbunden werden. Eiweiß mit Eiweiß ist ebenfalls nicht zu empfehlen. Stärke mit Stärke kann allenfalls toleriert werden. Wichtig ist außerdem, dass jede Mahlzeit zu etwa 70 Prozent aus Wasser besteht, solche Nahrung wird als „lebendige Nahrung" bezeichnet. Dafür darf aber zum Essen nicht getrunken werden.

Essen nach Zeitplan

Zu all diesen merkwürdigen Regeln kommt erschwerend hinzu, dass die Nahrungsaufnahme immer nach einem festen Zeitplan erfolgen muss, der wiederum einem völlig fiktiven, lediglich von Diamond vermuteten „natürlichen Körperzyklus" entsprechen soll. Alle Koryphäen der Medizin halten das in erstaunlicher Einigkeit für groben Unfug. Außerdem ist es eine Binsenweisheit, dass es sehr verschiedene Menschentypen gibt, deren Stoffwechsel also auch nicht nach einem starren, für alle Menschentypen gültigen Rhythmus ablaufen muss. Den genormten, im 8-Stunden-Takt funktionierenden Menschen des Mr. Diamond gibt es überhaupt nicht. Und das Schrecklichste an dieser „Ernährungslehre" ist, dass in ihr Richtiges mit Falschem so vermischt wird, dass der Laie dies nicht erkennen kann und so leicht in eine verhängnisvolle Fehlernährung hineinschlittert, deren Folgen sich erst nach geraumer Zeit bemerkbar machen werden.

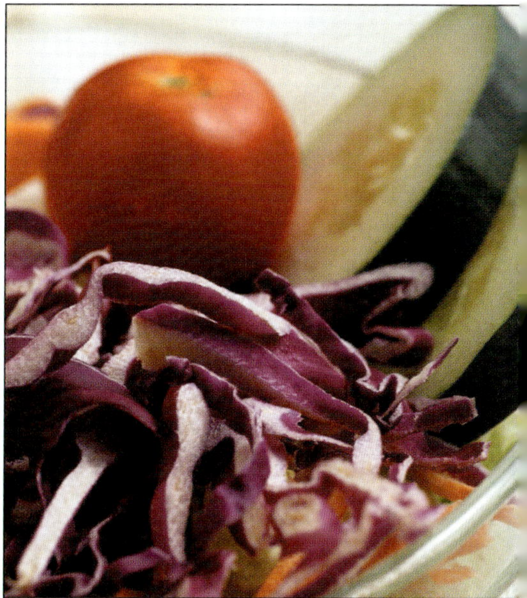

Tagaus, tagein Rohkost. Da geht jeder Spaß am Essen verloren.

Für einen vernünftig denkenden Menschen verbietet sich diese Trennerei ohnehin von selbst. Stellen Sie sich einfach Folgendes vor: Sie haben so richtig Lust auf Spagetti bolognese. Oder auf die fantastischen frischen Ravioli mit der Ziegenkäse-Spinat-Füllung beim Italiener um die Ecke. Wie Sie wissen, dürfen die Zutaten dieser Gerichte nach den heiligen Gesetzen der Trennkost nicht gleichzeitig gegessen werden. Sie müssen also die Sauce bolognese mindestens zwei Stunden vor den Spagetti essen. Und den Wein zur Pasta können Sie sich als Trennkostler erst recht abschminken. Und das soll schmecken?

Letztlich ist die Trennkost eine ausgesprochen diktatorische Angelegenheit. Zumindest meiner Ansicht nach. Und darüber hinaus sagt der Name „Trennkost" eigentlich schon alles. Essen und Trinken soll Leib und Seele zusammenhalten. Aber wie soll etwas, das Trennkost heißt, etwas zusammenhalten?

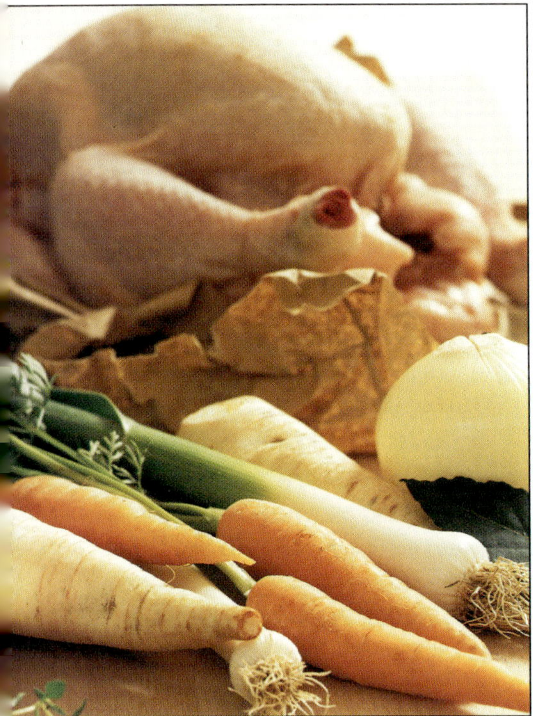

Hühnchen und Gemüse ergeben ein schmackhaftes Essen, das nicht unbedingt auch dick machen muss.

Vergessen Sie's also. Mit der Trennkost werden Sie nicht glücklich. Wozu sich diesen obskuren Regeln unterwerfen und sich den natürlichen Genuss untersagen? Wozu? Was gewinnt man denn dabei an Lebensqualität? Gar nichts, meiner bescheidenen Ansicht nach, aber man verliert dafür eine Menge.

Ernährungsgurus und ihre Heilslehren

So viel zur Trennkost. Sie ist keine Alternative. Ich persönlich sehe auch keine anderen Alternativen zu einer gesunden und lustvollen Art zu essen. Denn all die merkwürdigen Angebote überzeugen mich nicht, und das liegt nicht nur an meiner allgemeinen Abneigung gegen das Sektiererische. Auch das Essen, das die selbst ernannten Gurus anbieten, ist meiner Ansicht nach miserabel. Aber das nur nebenbei. Auch der Ton und die Argumentation dieser alternativen Ernährungsbücher sind sektiererisch. Und von einer beeindruckenden Selbstgefälligkeit: Denn alle behaupten, ihre Sicht der Dinge sei die einzig wahre.

Diät als Heilslehre?

Das kann schon ganz schön nerven. Das Essen wird hier auf teilweise lachhafte Art mit irgendwelchen gesellschaftskritischen und/oder religiösen und esoterischen Dingen vermischt. Als ich in diesen merkwürdigen Essbibeln las, drängten sich mir immer heftiger ein paar Fragen auf: Warum müssen diese Leute die Probleme, die sie mit der Welt haben, auf meinen Esstischen ausfechten?

Und was die rein gesundheitliche Seite dieser so genannten „Alternativen" angeht: Bei all diesen „Ernährungsmodellen" werden zwar grundlegende Erkenntnisse der Ernährungsphysiologie und -medizin berücksichtigt – doch die jeweiligen Gurus konzentrieren sich meist auf nur einen einzigen der üblichen Ernährungsgrundsätze, verabsolutieren ihn und machen daraus eine regelrechte Heilslehre. Aus der vernünftigen Warnung vor zu viel tierischem Eiweiß wird eine ideologische Kampagne gegen den Verzehr von Fleisch und Milchprodukten überhaupt.

Rohkost: Die Sache mit dem Ur-Instinkt

Jedem halbwegs verständigen Menschen sollte eigentlich klar sein, dass es keine vernünftige Alternative zu einer ausgewogenen Mischkost geben kann. Denn jegliche Einseitigkeit ist von Übel, weil sie auf Dauer zu schwer wiegenden Mangelerscheinungen führen kann. Aber zum Ende dieses Kapitels habe ich Ihnen noch eine kleine Kuriosität mitgebracht. Sie stammt aus dem Reich der erbitterten Rohköstler. Stellen wir also die schlichte Frage: Warum eigentlich soll ein Mensch nur Rohkost essen?

Der Ernährungsinstinkt

Der Arzt und Psychoanalytiker M. L. Moeller, der in der Tradition der von Claude Guy Burger erfundenen „instinktiven Ernährung" steht, kann uns da Antwort geben. Er geht davon aus, dass es einen elementaren „Ernährungsinstinkt" gibt: Man soll nur jeweils das essen, was einem dieser „Instinkt" gerade einflüstert. Das klingt ja eigentlich gar nicht schlecht, könnte man vermuten, aber jetzt kommt's: Rohkost, so flüstert dieser Instinkt nach Ansicht von Dr. Moeller, Rohkost ist die einzig natürliche Ernährung des Menschen. Fleisch und Fisch – sofern nicht erhitzt – sind nicht gerade verboten, aber auch nicht unbedingt erwünscht.

Haben Sie diesen Instinkt schon einmal flüstern hören? Kennen Sie das elementare, instinktive, unbändige Verlangen nach einer rohen Karotte mit einem rohen Stück Fisch oder Fleisch? Nein? Kennen Sie nicht? Damit sind Sie sicher nicht allein, denn eines ist offensichtlich: Reine Rohkost wird von den meisten Menschen abgelehnt, weil sie ohne warmes Essen nur sehr schwer zurechtkommen. Was ist nun also mit diesem „Rohkost-Instinkt"? Sind wir denn alle schon dermaßen degeneriert, dass wir einen so elementaren Ur-Instinkt einfach nicht bemerken? Warum hat jeder halbwegs normale Mensch über kurz oder lang Appetit auf etwas Warmes?

Schuld: Die warme Muttermilch?

Wie auch immer. Der Psychoanalytiker und bekennende Rohköstler Moeller findet den Grund für die Schwierigkeiten mit der Rohkost in der frühen Mutterbeziehung. Da man von der Mutter warme Milch und warmen Brei bekommen hat, bedeutet die Sehnsucht nach dem Warmen eine noch immer bestehende Mutterbindung. Warmes Essen symbolisiert also den warmen Brei und die warme Muttermilch der frühen Kindheit. Diese Beziehung zur Mutter muss natürlich unbedingt gekappt werden. Und deswegen muss auf warme, gekochte Nahrung verzichtet werden.

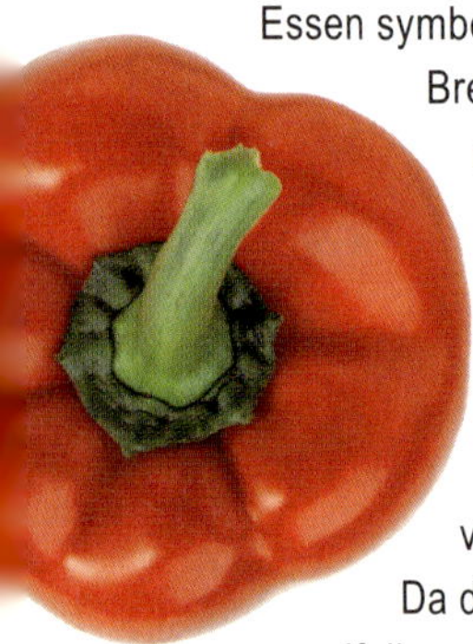

Da die warme Muttermilch ja zweifellos etwas Natürliches ist, werden Sie sich jetzt womöglich fragen: Warum muss ich mich eigentlich so dringend und notwendig von den mit ihr verbundenen Vorstellungen trennen? Das ist eine berechtigte Frage, aber man findet in dem ganzen Buch keine einleuchtende Antwort. Sie sollen das ganz einfach nur deshalb tun, weil sich irgendjemand so etwas ausgedacht hat und es Ihnen aufdrängen will! Aus keinem anderen Grund!

Sind Vegetarier friedfertiger?

Aber später, nach eingehender Lektüre des Buches, gewinnen wir eine weitere Erkenntnis hinzu, denn Rohköstler sind nach Dr. Moeller von größerer Ausgeglichenheit und weniger reizbar als Normalos.

Aber lassen wir diesen ganzen Unfug wieder in der Versenkung verschwinden. Wir wollen unser Essen ohne ideologische Zutaten verspeisen. Wer vegetarisch leben will, kann das hemmungslos tun und kein Mensch wird auf die Idee kommen, ihm seine Karotten madig reden zu wollen. Auch wenn man davon überzeugt ist, dass reine Rohkost ungesund ist – kein Normalo würde sich anmaßen, dem Rohköstler deswegen Vorschriften zu machen. Ist es nicht seltsam, dass es immer nur umgekehrt läuft?

Hat es Ihnen geschmeckt?

So! – Ich sehe, Sie sind mit Ihrem Hauptgang fertig. Wie hat Ihnen das Etli Pirinç Pilavi Acili denn geschmeckt? Hervorragend? Das freut mich für Sie. Schön, dass Sie bei meinen Ausführungen über die Nahrungssektierer nicht den Appetit verloren haben. Es war ein wenig scharf? Nun ja, das liegt bei einem scharfen Reisfleisch in der Natur der Sache, und es macht auch noch Sinn: Es ist gut für die Verdauung. Denn immerhin war das ein durchaus „reiches“ Gericht. In ein korrektes Etli Pirinç Pilavi Acili gehört eine ganze Tasse Olivenöl. 120 Milliliter. Wie bitte? Das hätte ich Ihnen vorher sagen sollen? Ihre Figur?

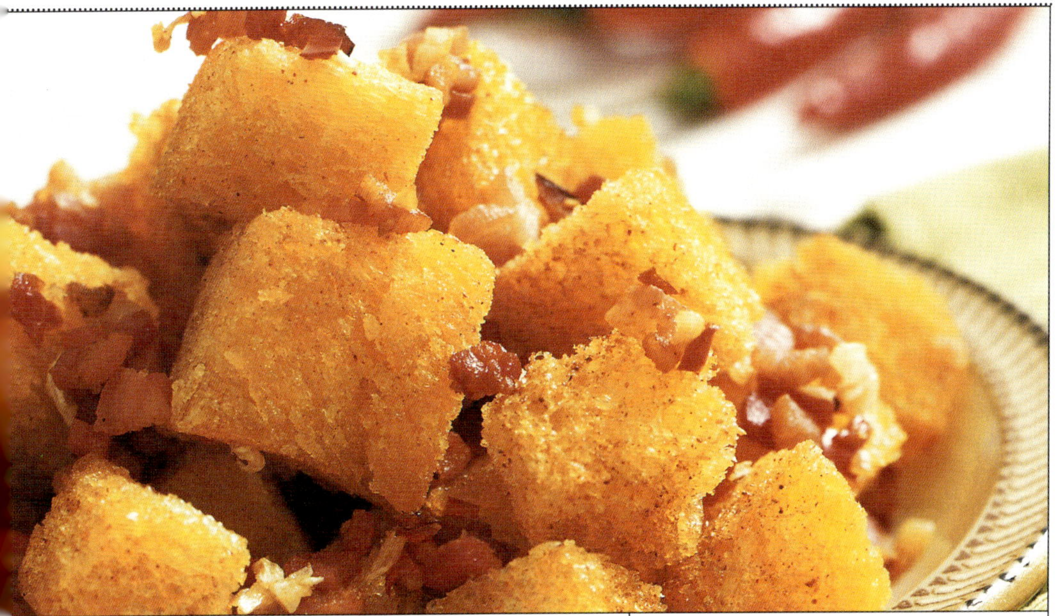

Beim Anblick von geröstetem Brot bekommt man Mitleid mit Diätlern, denen dieser Genuss vorenthalten ist.

Fett ist kein Feind

Wenn mir ein Mensch erzählt, dass er eine „Fettarm-Diät" macht, weiß ich nicht so recht, wie ich mich verhalten soll. Ich könnte in schallendes Gelächter ausbrechen, weil ich es so abgrundtief absurd finde, aber das wäre eindeutig unhöflich.

Jetzt habe ich mich natürlich ziemlich weit aus dem Fenster gelehnt, denn ich bin sicher, dass die sehr vielen Menschen, die den Fettarm-Unfug mitmachen, jetzt womöglich etwas verschnupft sind. „Fettarm ist in jedem Fall besser", werden sie womöglich denken, „denn dass man von Fett dick wird, versteht sich wohl von selbst! Schließlich steht es in allen Zeitungen. Überall kann man lesen: Fett macht fett. Fett ist ungesund. Ist doch so, oder?" Tatsache ist wohl: Der Mensch liebt das Fett. Auch wenn er glaubt, es zu hassen. Man hat die Deutschen befragt, und beachtliche 72 Prozent gaben an, dass sie beim Thema „Gesunde Ernährung" an erster Stelle an „weniger Fett" gedacht haben. Im wirklichen Leben aber tun sie kaum etwas bis überhaupt nichts, um ihren Fettkonsum einzuschränken. Sie essen unverändert viel Fett, denn offenbar wollen sie nicht darauf verzichten. Und warum liebt der Mensch das Fett? (Und auch das Süße?) Vielleicht deshalb, weil Muttermilch überwiegend aus Fett und Zucker besteht? Vielleicht kommt unsere Vorliebe tatsächlich daher.

Macht Fett wirklich fett?

Das kann man überall lesen und hören – aber es stimmt trotzdem nicht. Und das liegt daran, dass etwas Unwahres auch durch noch so häufige Wiederholung nicht wahr wird. Es ist einfach eine durch nichts bewiesene Behauptung, dass Fett fett macht, weil es eben Fett ist. Diesen Ruf hat das Fett zu Unrecht. Nicht das Fett als solches macht dick, sondern die Kalorien machen dick! Und dabei ist es egal, in welchen Nährstoffen sie stecken. 1000 Kalorien sind 1000 Kalorien – egal, ob sie im Fett stecken oder im Eiweiß oder in den Kohlenhydraten oder sonst wo. Wie? Sie glauben das nicht? Was ich Ihnen hier mitteile, können Sie natürlich nicht in den einschlägigen Illustrierten lesen. Es wäre für die Schlankheitsindustrie geschäftsschädigend, wenn eine breite Öffentlichkeit die Forschungsergebnisse von unabhängigen Forscherteams wirklich zur Kenntnis nähme. Die Schlankheitsindustrie ist über diese Untersuchungen nicht erfreut, kann aber gelassen bleiben, denn die breite Masse der Konsumenten von Fettarm & Light nimmt von diesen Erkenntnissen keinerlei Notiz. Sie weiß nicht einmal, dass es da irgendwelche Untersuchungen gegeben hat. Natürlich kann und werde ich mich als Nicht-Wissenschaftlerin auch nicht in die Arbeit der Experten einmischen – aber ich habe mich informiert und mir eine Meinung gebildet.

INFO

Werfen Sie das fettarme Ernährungszeug weg!

Fett ist ein Geschmacksträger allerersten Ranges. Hinzu kommt: Offenbar werden über das Fett spezielle Nervenzellen im Gehirn angeregt, die dann Stoffe produzieren, die wie Drogen unsere Stimmung und unser Wohlbefinden beeinflussen können. Fett macht gute Laune! Und schon allein deswegen ist es mir ein Anliegen, Ihre Vorurteile gegen diesen Nährstoff zu erschüttern. Denn ich möchte, dass Sie Ihr „fettarmes“ Ernährungszeug – falls Sie denn welches haben – wegwerfen und Ihre gute Laune wiederbekommen.

Wichtig: Eine ausgeglichene Energiebilanz

Natürlich sind sich die Mediziner und sonstigen wissenschaftlichen Ernährungsexperten zutiefst uneinig. Da gibt es angesehene und in der Wissenschaftsgemeinde einflussreiche Experten, die der Ansicht sind, dass Fett an sich dick macht.

Die Kritiker des Fetts behaupten also, dass eine fettreiche Kost zwangsläufig dick macht. Dabei müssen wir uns klarmachen: Das bezieht sich natürlich auf eine festgelegte Kalorienmenge, die nicht über- und unterschritten werden darf. Wer gerne tassenweise Öl in sein Essen schüttet, scheidet also als Beispiel dafür, dass Fett als solches nicht dick macht, aus. Dick wird auch, wer kiloweise Brot mit Radieschen isst. Die Behauptung ist also: Wer bei gleicher Kalorienzufuhr einen höheren Fettanteil verzehrt, wird eine Dicke oder ein Dicker. Je mehr Fett prozentual im Essen ist, desto dicker wird der Mensch.

Der Gegenbeweis

In den Vereinigten Staaten fand im Jahr 1992 ein Experiment statt, bei dem man feststellen wollte, wie sich die Zusammensetzung der Nährstoffe auf das Körpergewicht auswirkt. Dazu hatte man bei 13 Erwachsenen und drei Kindern genau den individuellen Energiebedarf berechnet, der nötig war, um das Gewicht konstant zu halten. Die Teilnehmer des Experiments bekamen 33 Tage lang unter stationären, genau kontrollierten Bedingungen eine kalorienmäßig genau bemessene Kost. Während dieser Zeit veränderten die Forscher bei gleich bleibender Kalorienmenge die Nährstoffzusammensetzung des Essens auf extreme Weise: Die Fettzufuhr wurde auf null Prozent reduziert oder bis auf 70 Prozent der Gesamtkalorien angehoben. Die Zufuhr von Kohlenhydraten wurde zwischen 15 und 85 Prozent variiert. Und bei all diesen Experimenten zeigte sich Folgendes: Wenn man die vorher berechnete, individuell angepasste Kalorienmenge konstant hielt, konnte man die Gewichtung der Nährstoffanteile gestalten, wie man wollte – das Körpergewicht blieb konstant!

Ich war ziemlich überrascht, als ich das las. Denn es passte so wenig in mein Weltbild, wie es jetzt womöglich in Ihres passt. Dabei ist es eigentlich gar nicht so verwunderlich, wenn man sich die Sache etwas genauer ansieht. Denn die Probanden in dieser Untersuchung hatten durch die genau berechnete Kalorienzufuhr eine ausgeglichene Energiebilanz: Die Menge der zugeführten Energie – also die Kalorienmenge – war genauso hoch wie die Menge der verbrauchten Energie. Bei einer solchen ausgeglichenen Bilanz bleiben keine Kalorien übrig, die als Reserve in Form von Fett eingelagert werden könnten.

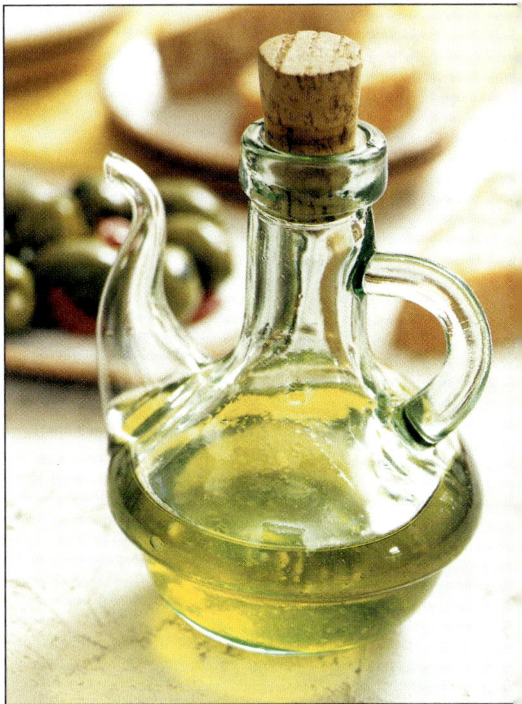

Wissenschaftliche Studien haben ergeben, dass das Kochen mit Olivenöl gesundheitsfördernd ist.

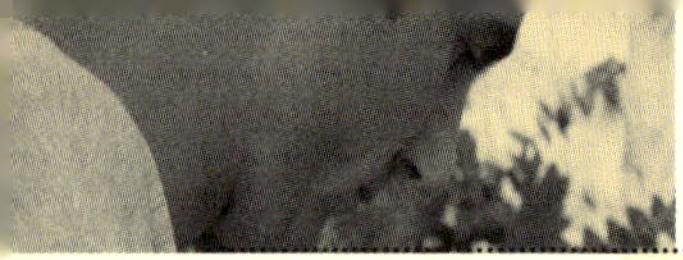

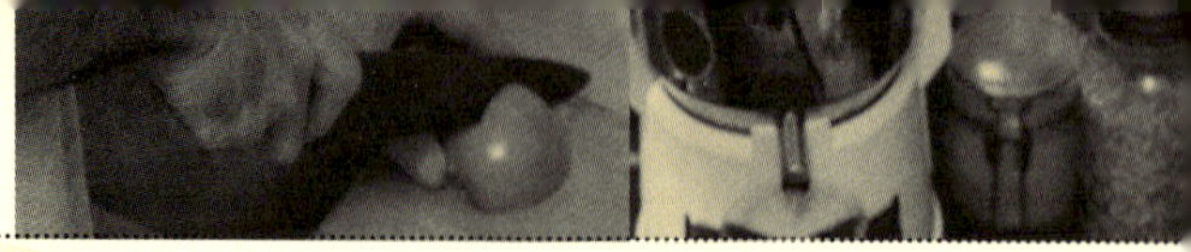

Mein Rezept-Tipp:

Ligurische Burrida

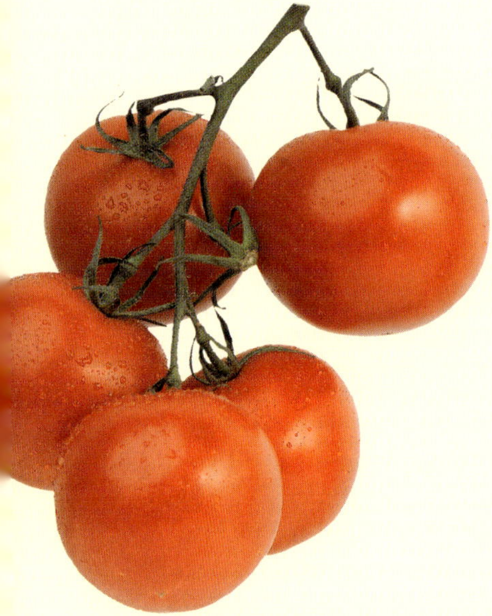

Zutaten für vier Personen

3 Knoblauchzehen, zerdrückt
frisch gepresster Zitronensaft
Salz
frisch gemahlener weißer Pfeffer
2 Eigelb
125 ml Olivenöl
2 Zwiebeln, fein gehackt
3 Stangen Sellerie, klein geschnitten
1 große Möhre, in Scheiben geschnitten
1 dicke Lauchstange, in Ringe geschnitten
2 große, mehlig kochende Kartoffeln, gewürfelt
4 EL Olivenöl
3 Tomaten, gehäutet und grob gehackt
1 Glas Fischfond
500 ml trockener italienischer Weißwein (z.B. Verdicchio)
2 Lorbeerblätter
1 Zweig Thymian
1,2 kg Fischfilet (z.B. Rotbarsch, Steinbeißer, Kabeljau, Seehecht, Seeaal), in Würfel geschnitten
1 Bund frische Petersilie, gehackt

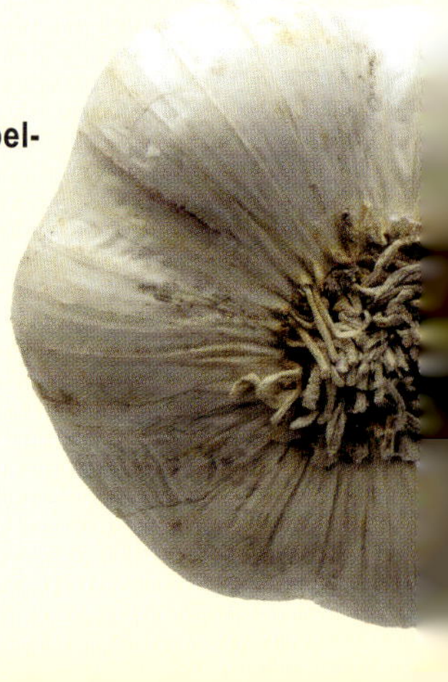

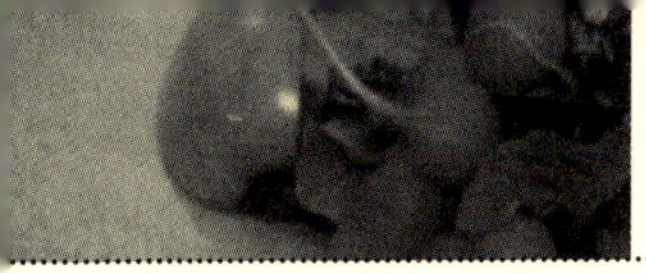

Und jetzt die Zubereitung

1 Aus Knoblauchzehen, Zitronensaft, Salz und Pfeffer, Eigelben und Olivenöl stellen Sie eine Majonäse her! Jawohl! Eine Majonäse! Mit einem achtel Liter Olivenöl! Wie hieß die Überschrift dieses Kapitels? Genau! „Fett ist kein Feind"!

2 Das Kochen selbst ist angenehm einfach: Sie dünsten das Gemüse mit dem Olivenöl in einem großen Topf (in den später die Suppe kommt). Dann kommen Tomaten, Fischfond, Wein, Lorbeer und Thymian dazu. Die Zutaten ohne Deckel 20 Minuten köcheln lassen. Salzen nicht vergessen.

3 Während das Süppchen vor sich hin köchelt, stellen Sie aus den oben erwähnten Zutaten die Majonäse her. Nach 20 Minuten nehmen Sie die Suppe vom Herd, warten, bis sie nicht mehr blubbert, und rühren dann vorsichtig die Majonäse unter. Dann geben Sie vorsichtig das Fischfilet dazu. Die Suppe darf nun keinesfalls mehr aufkochen, sondern der Fisch muss etwa 5 Minuten ziehen. Dann schmecken Sie das Ganze noch mal ab, streuen etwas gehackte Petersilie darauf – fertig ist die Ligurische Burrida.

4 Dazu gibt's frisches italienisches Weißbrot (zur Not tut's auch ein Baguette). Wenn Sie wollen, können Sie das Brot auch noch in Olivenöl anrösten. Und nun gießen Sie sich ein Glas Verdicchio ein und lassen den lieben Gott einen guten Mann sein. Oder eine gute Frau.
Oder beides.

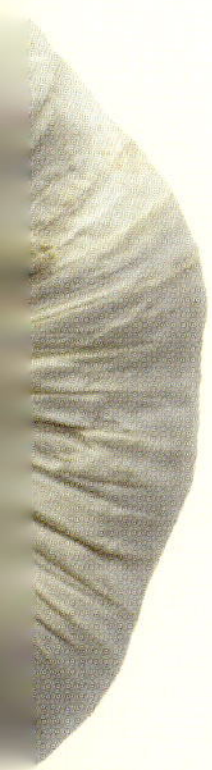

Der wahre Übeltäter

Es gibt eine Reihe von Experimenten, die beweisen, dass allein die Kalorienbilanz und nicht der Fettgehalt der Nahrung das Körpergewicht bestimmt. Und das heißt: Man kann nur zunehmen, wenn die Kalorienzufuhr höher ist als der Energieverbrauch! Und dann macht auf Dauer alles gleich dick, ganz egal, wie viel Fett oder Kohlenhydrate die Nahrung enthält. Erst wenn die Energiebilanz positiv ist, nimmt man zu! Egal, wie viel Fett das Essen enthält.

Wenn es also klar und eindeutig ist, dass Fett als solches nicht dick macht, dann fragt man sich doch, mit welchen Argumenten oder gar Beweisen die Fettbekämpfer ihre Kampagnen eigentlich untermauern. So dreist, dass sie einfach mit völlig an den Haaren herbeigezogenen Behauptungen das Volk für dumm verkaufen, werden sie doch wohl nicht sein? Oder doch? Wahrscheinlich ist beides richtig. Die Argumente der Schlankheitsindustrie sind nicht völlig an den Haaren herbeigezogen, aber man vereimert das essende Volk trotzdem. Und nicht zu knapp.

Fett macht süchtig

In den Untersuchungen, auf die sich die Fettbekämpfer berufen, wurde festgestellt, dass Fett nicht so gut sättigt wie Kohlenhydrate und dass es dem Menschen offensichtlich zu gut schmeckt – und deshalb führt eine eher fettreiche Kost dazu, dass der Mensch davon wahrscheinlich mehr isst. Hinzu kommt, dass Fett im Verhältnis zu anderen Nährstoffen ziemlich viele Kalorien pro Volumen- oder Gewichtseinheit liefert. Außerdem, so sagen die Fettbekämpfer, ist die Fettverbrennung des Körpers nicht „optimal", und das soll heißen: Der Körper kann die Fettverbrennung nicht plötzlich ankurbeln, wenn ihm durch einen Schweinebraten oder Currywurst samt Pommes und Majo ganz plötzlich eine kräftige Fettdröhnung zugemutet wird. Summa summarum, so die Fettbekämpfer, würden ihre Untersuchungen belegen, dass eine fettreiche Kost dazu verführe, mehr als not-

INFO

Sorgen Sie für eine ausgeglichene Energiebilanz!

Wer sich mehr Kalorien zuführt, als er durch Aktivität verbrennt, nimmt zu. Wer einen großen Teil seiner Tage damit verbringt, Kartoffelchips essend, Bier trinkend und fernsehend auf der Couch zu liegen, nachdem er den ganzen Tag über im Büro von seinem gefederten Bürostuhl aus den Computer gequält hat – der nimmt noch mehr zu. Wer dazu auch noch gern Torte isst oder Platten mit Brötchen, die mit kaltem Schweinebraten belegt und reich mit Majonäse verziert sind, der nimmt noch viel mehr zu. Die Gürkchen und Silberzwiebelchen, die als Alibi herumstehen, sind da eher lächerlich.

wendig zu essen, weil eine solche Kost dem Geschmacksempfinden des Menschen zu sehr entgegenkomme. Das verführe dazu, „über seinen Hunger hinaus“ zu essen.

Fett schmeckt gut

Das ist eine ziemlich gewundene Begründung für die Behauptung, dass Fett dick mache, aber immerhin. Doch was ist damit eigentlich bewiesen? Bewiesen ist damit nicht, dass Fett an sich dick macht, sondern dass zu viel Essen dick macht. Ein normal fetthaltiges Essen mundet dem Menschen also so gut, dass er dazu neigt, mehr davon zu essen, als eigentlich nötig ist, und deshalb zunimmt. Dem kann sicher niemand widersprechen, denn es liegt in der Natur der Sache. Ich persönlich weiß sehr genau, dass ein normal fetthaltiges Essen sehr viel besser schmeckt als die Produkte der Interessengemeinschaft Fettarm & Light. Erinnern wir uns lieber an die Energiebilanz: Wer mehr Kalorien aufnimmt, als er verbraucht, nimmt zu. Aber das hat nicht das Geringste mit dem Nährstoff Fett an sich zu tun.

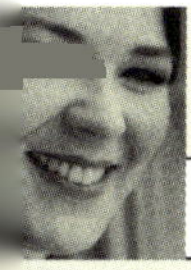

MEIN TIPP

Entwickeln Sie ein Gefühl für Ihren Körper!

Natürlich sind das alles Laborversuche, und auch wenn sie beweisen, dass Fett nicht fett macht, kann man immer seine Zweifel haben, ob denn das auch im wahren Leben so richtig klappt. Meine persönliche Erfahrung ist: Im Prinzip klappt das. Man muss nur seine Vernunft gebrauchen und sich ein bisschen bewegen. Dann muss man keine Fettaugen zählen und kann die Kalorien über den Daumen abschätzen, wenn man das denn unbedingt will. Man kann aber auch ein ganz natürliches Gefühl dafür entwickeln, wann es genug ist. Und echte lukullische Orgien kann man gut mit ein paar leichteren Speisen in den nächsten zwei Tagen abfedern.

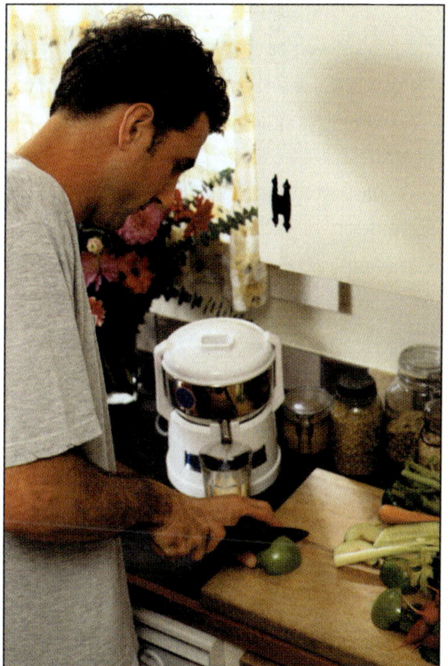

Einen „Gesundheitstag“ einzulegen, schadet nicht – aber zwingen Sie sich nicht, wenn Ihnen nicht danach ist!

Fettarm & Light?

Für mich waren und sind das alles bedeutende Informationen. Fett als solches macht also gar nicht fett. Als mir das so richtig klar wurde, konnte ich auf meinen fettarmen Frustfraß verzichten. Ich bin von Natur aus ein Genussmensch, und als ich mich mit dem fettarmen und lighten Zeug ernährt habe, ging es mir nicht wirklich gut. Ich habe mich eigentlich nie so richtig entspannt und locker gefühlt. Und wenn die Experten erklären, dass Fett gute Laune macht, weil es das Gehirn anregt, Stoffe zu produzieren, die das Wohlbefinden beeinflussen – dann kann ich nur sagen: Das stimmt! Und das ist für mich abseits aller Privatkriege der wissenschaftlichen Ernährungsexperten ein springender Punkt: Wenn Fett als solches nicht fett macht – warum soll ich dann auf den Geschmacksgenuss, den nur das Fett bereiten kann, verzichten?

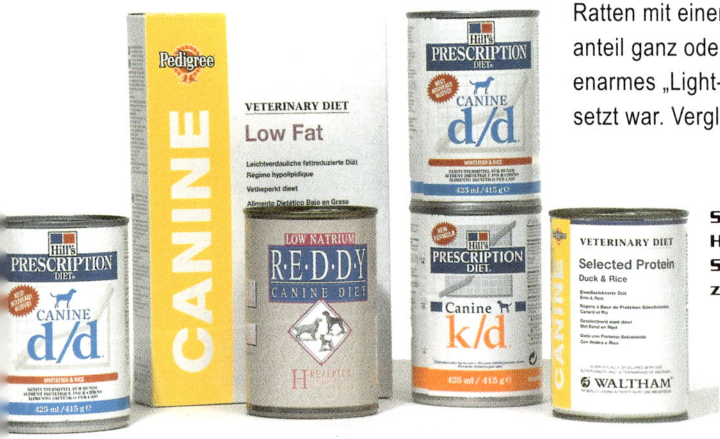

Selbst vor den geliebten Haustieren macht die Schlankheitsindustrie heutzutage nicht mehr Halt.

Kann man durch fettarme Kost wirklich abnehmen?

Wir wissen also, dass unabhängige Wissenschaftler bei genau kontrollierten Experimenten festgestellt haben, dass „fettreiche" Kost bei konstanter Kalorienmenge nicht dick macht. Dann stellen wir also mal eine Frage, die sich hier geradezu aufdrängt. Eine „ernährungslogische" Gretchenfrage gewissermaßen: Wenn „fettreich" bei konstanter Kalorienzufuhr nicht dick macht – kann dann „fettarm" bei gleicher Kalorienzufuhr dünn machen? Ich finde, das ist eine Frage, über die man ruhig mal nachdenken sollte. Ich weiß, dass man anfangs Abnehmerfolge mit Fettarm & Light erzielt, aber das kann ja eigentlich nicht daran liegen, dass natürliches Fett durch synthetische Stoffe ersetzt wurde, wenn Fett keinen Einfluss auf das Gewicht hat. Es muss also an etwas anderem liegen.

„Light-Fett"

Die Produzenten von Fettarm & Light wollten das selbst einmal genau wissen. Und deshalb fütterte der Lebensmittelproduzent Kraft General Foods Ltd. zwei Monate lang Ratten mit einem Futter, bei dem der Fettanteil ganz oder zum Teil durch ein kalorienarmes „Light-Fett" auf Eiweißbasis ersetzt war. Vergleichsratten erhielten Futter

INFO

Lassen Sie Fettarmes und Light-Produkte im Regal liegen!

Man kann den Körper nicht mit irgendwelchen Mätzchen betrügen. Auch nicht als Erwachsener!

Als Erwachsener glaubt man nur, man könne das! Aber dagegen spricht nicht nur die Vernunft, sondern auch eine ganze Reihe von Untersuchungen, die von unabhängigen Experten durchgeführt wurden und dies eindeutig beweisen. Lassen Sie also die fettreduzierten Produkte in den Supermarktregalen liegen und vertrauen Sie Ihrem Instinkt.

mit den entsprechenden Mengen echten Fetts. Und natürlich besaßen alle Ratten in den beiden Gruppen dasselbe Ausgangsgewicht. Das Resultat des Experiments: Die „Light-Ratten" wogen am Ende des Experiments genauso viel wie die „Echtfett-Ratten". Denn sie hatten einfach mehr gefressen, um auf ihr Kalorienpensum zu kommen.

Zauberwort Kalorien

Es sind also immer die Kalorien, um die es geht! Nicht „fettarm" macht schlank, sondern schlicht und einfach weniger Kalorien. Wenn Sie von einer wohlschmeckenden, mit Olivenöl zubereiteten Speise und einer „fettarmen" Speise die gleiche Kalorienmenge essen, dann hat das auf Ihr Gewicht letztlich auch den gleichen Effekt. Das Verhalten der Ratten finde ich deshalb so aufschlussreich, weil bei diesen Tierchen jegliche Selbstmanipulation wegfällt. Noch lachhaftere Ergebnisse erzielte man bei Experimenten, die der Lebensmittelkonzern Procter & Gamble anstellen ließ. Die Schlankheitsverkäufer von Procter & Gamble fütterten 20 Monate lang Hunde, also ebenfalls Wesen, die intellektuell nicht in der Lage sind, sich selbst hinters Licht zu führen. Im Futter waren zehn Prozent des natürlichen Fetts durch den Fettersatzstoff Olestra ersetzt. Und am Ende des Experiments hatten die Olestra-Hunde im Vergleich zu den normal gefütterten Tieren deutlich zugenommen.

Ich verstehe, wenn Sie auch dieses Versuchsergebnis nicht sonderlich begeistert. Schließlich sind Sie ja kein Hund. Tja, und genau das ist der springende Punkt. Sie sind ein Lebewesen, das von der Natur mit so viel Gehirn ausgestattet wurde, dass es sich selbst hinters Licht führen kann. Aber das können Sie auch erst, seitdem Sie Ihren gesunden Menschenverstand „sinnvoll" anwenden können.

Der Körper lässt sich nicht betrügen

Die unermüdlichen Wissenschaftler haben aber auch ausprobiert, wie kleine Kinder auf Fettarm & Light reagieren. Man lud zwei Gruppen von Kindern zwischen zwei und fünf Jahren dazu ein, nach Herzenslust

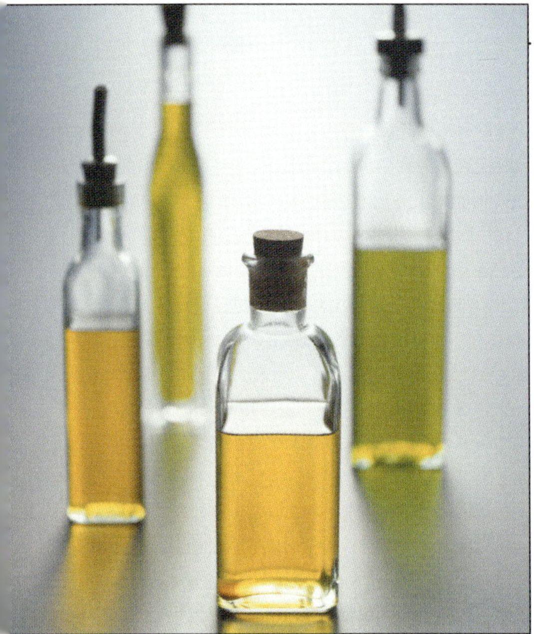

Eine erhöhte Zufuhr an Öl und Fett führt entgegen der landläufigen Meinung zu keinem steigenden Herzinfarktrisiko.

und ohne jegliches Limit zu essen. Der einen Gruppe wurden Nahrungsmittel angeboten, bei denen zehn Prozent des Fetts durch ein Pseudofett ersetzt waren. Dann wurde von Beobachtern protokolliert, was die Kinder aßen. Bereits am Mittag des ersten Tages war bei den fettarmen Kindern der Appetit weit größer als bei den normal essenden Vergleichskindern. Am nächsten Tag dann gab es nur Lebensmittel mit normalem Fett. Und natürlich durften die Kinder wieder so viel essen, wie sie wollten.

Natürliche Selbstregulierung

Es stellte sich heraus, dass die „fettarmen" Kinder am zweiten Tag exakt so viel mehr an Kalorien zu sich nahmen, wie ihnen am Tag zuvor auf Grund der fettarmen Nahrung entgangen war. Dieses Experiment können Sie jederzeit selber veranstalten, wenn Sie genügend Kinder auftreiben.

Für die unter uns, die gerne konkrete Zahlen hören, will ich noch folgendes Experiment in Sachen Fettarm & Light erwähnen. In den Vereinigten Staaten hat man an der Universität von Colorado in Denver 16 Männer immer wieder mal 14 Tage lang gemästet, und zwar mit 150 Prozent ihres Energiebedarfs. Dabei wurde einmal fettreiche und einmal fettarme Kost verabreicht, aber immer 50 Prozent über dem tatsächlichen Kalorienbedarf.

Die Mischung machts!

Zwischen den 14-tägigen Mastkuren lagen immer vier Wochen mit Normalkost. Schließlich stellte sich Folgendes heraus: Bei fettreicher Kost stieg das Gewicht der Probanden anfangs deutlich an, bei fettarmer Kost stieg es dagegen kaum. Doch im Verlauf der Zeit holten die „Fettarmen" rapide auf. Und am Ende des Experiments war das Gewicht der beiden Gruppen praktisch identisch: Bei fettreicher Kost lag die Gewichtszunahme nach zwei Wochen bei 2,6 Kilo, davon war 1,51 Kilo Fett. Bei fettarmer Kost betrug die Zunahme 2,88 Kilo, davon 1,48 Kilo Fett.

Und jetzt frage ich Sie: Macht es da wirklich Sinn, sich das unsägliche Zeug der Interessengemeinschaft Fettarm & Light einzuverleiben? Wenn es doch auf lange Sicht überhaupt nichts bringt? Macht das Sinn?

Schadet zu viel Fett ?

Ich persönlich bin davon überzeugt, dass dem Abspeckwilligen da einfach für teures Geld Illusionen angedreht werden. Heiße Luft. Und obendrein wird von den Schlankheitsverkäufern auch noch behauptet, ihr Zeug sei gesund, weil es ja eben „fettarm“ sei: Dass Fett äußerst ungesund ist, weiß doch jedes Kind! Von Fettgenuss bekommt man schlimme Krankheiten! Und wer zu oft und gern gut isst, den streckt über kurz oder lang der Herz- oder Hirninfarkt nieder! Cholesterin! Arterienverkalkung! Schon allein deshalb sollten Sie unbedingt zu den Produkten von Fettarm & Light greifen! Fett ist ungesund! Fettarm ist gesund!

Aber diese Sprüche der Schlankheitsverkäufer kennen Sie ja zur Genüge. Und? Glauben Sie, dass Fett ungesund ist? Und fettarm gesund?

Musterland Japan

Als angeblicher Beweis für die Behauptung, dass eine fettarme Ernährung vor dem Herzinfarkt schützen kann, muss bei manchen Schlankheitsverkäufern auch heute noch das Musterland Japan herhalten.

Der dort traditionell niedrige Fettkonsum soll die Ursache der niedrigen Rate bei Herz-Kreislauf-Erkrankungen sein. Aber das stimmt nicht. Denn die Japaner haben zwischen 1960 und 1985 ihren Fettkonsum verdoppelt – und trotzdem blieb die Herzinfarktrate unverändert niedrig bzw. sank sogar. Höchst interessant ist auch, dass in eben diesem Zeitraum die Lebenserwartung der Japaner ganz erstaunlich anstieg und sie seit Ende der 80er-Jahre mit 84 Jahren bei Frauen und 76 Jahren bei Männern die Weltspitze einnehmen.

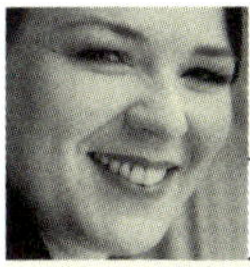

MEIN TIPP

Genießen Sie den Geschmack des Fetts!

Es gibt auch noch jede Menge andere Vorurteile in Sachen Fett. Nichts hat einen schlechteren Ruf. Jedem fällt zu Fett irgendetwas Negatives ein. Und wenn es auch noch so falsch ist. Das kommt ganz einfach von der Gehirnwäsche, der wir seit Jahrzehnten unterzogen werden, vom haltlosen und hinterhältigen Geschwätz der Schlankheitsverkäufer. Auf alle Vorurteile einzugehen, würde den Rahmen dieses Buches sprengen. Ich hoffe jedoch, die bisherigen Ausführungen konnten Ihr Vorurteil, dass Fett nämlich grundsätzlich ungesund ist und zwangsläufig dick macht, wenigstens halbwegs erschüttern. Ich wiederhole es lieber noch einmal: Fett macht nicht fett! Überschüssige Kalorien machen dick! Und Bewegungsmangel! Sie können sich also täglich ganz normal fetthaltige Speisen leisten, Sie können so genussvoll essen, wie es eben nur mit etwas Öl oder Butter möglich ist. Denn Fett ist nun einmal ein unersetzlicher Geschmacksträger.

Eine Frage der Interpretation

Ist es nicht seltsam, dass in Japan trotz erhöhter Fettzufuhr die Lebenserwartung so unglaublich rasant anstieg? Dafür gibt es natürlich auch andere Gründe, wie z.B. eine bessere medizinische Versorgung. Aber sehr zum Ärger der Experten bleibt es eine Tatsache, dass die Erhöhung der Fettzufuhr offensichtlich einen positiven Effekt auf die Gesundheit der Japaner ausübte. Die Behauptung, dass fettarme Ernährung eine gute Vorbeugung gegen Herz-Kreislauf-Erkrankungen ist oder gar vor einem Herzinfarkt schützen soll – diese Behauptung wird also gerade am Beispiel Japans ad absurdum geführt. Allerdings gibt es einen Aspekt in Sachen Fett als angeblicher Dickmacher, den ich hier noch erwähnen möchte. Er betrifft die Diätler unter uns, also sehr, sehr viele. Alle Diätler sündigen immer wieder, das liegt in der Natur der Sache. Denn anders ist es letztlich nicht auszuhalten, wenn überhaupt. Natürlich gibt es auch einige wenige Diätler, die wirklich nie sündigen, aber um die geht es in diesem Buch nicht, weil ich schließlich keine Psychiaterin bin. Bleiben wir also bei den normal Diätgeschädigten. Und die sündigen.

Sündenfall Fett

Wer als karger Diätler also eine Sünde begeht, weil seine Seele die Qualen nicht mehr aushält, der sollte sich darüber klar sein, dass bei diesem Sündenfall das Fett am gefährlichsten für seine hart umkämpfte Figur ist. Er kommt dabei schlechter weg, als wenn die plötzliche Kalorienzufuhr aus Zucker bestünde oder aus anderen Kohlenhydraten. Wer sich als fettarmer Schlucker plötzlich mengenweise Fett zuführt, wird eher Speck ansetzen. Das liegt daran, dass der Fettstoffwechsel offenbar nicht schnell genug auf die unerwartete Fettdröhnung reagieren kann. So bleiben immer ein paar Gramm davon übrig, die ins Depot wandern. Dieser Tipp also speziell für die gequälten Diätler.

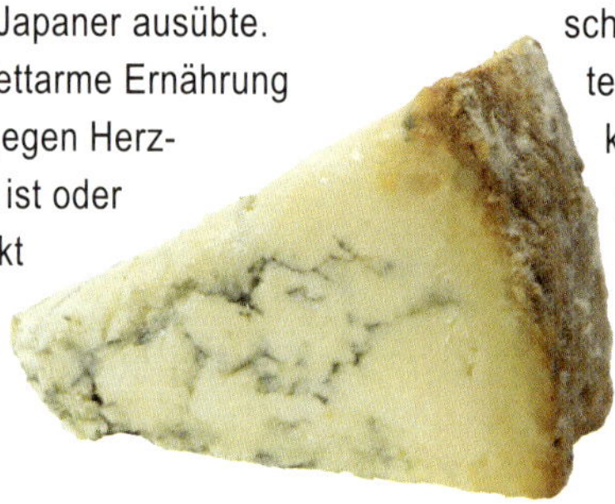

INFO

Lassen Sie sich nicht die Butter vom Brot nehmen!

Ich empfehle Ihnen, sich ganz normal und vernünftig zu ernähren, denn Fettarm & Light bringt's ja nun nachweislich nicht. Und denken Sie daran: Nichts, absolut gar nichts, kann echtes Fett als Geschmacksträger ersetzen. Schneiden Sie ruhig die Fettränder vom Fleisch ab, denn das kann durchaus Sinn machen – aber verzichten Sie nie wieder auf Ihre Butter. Oder auf etwas Olivenöl zum Schafskäse. Der Verzicht ist weder nötig noch gesund.

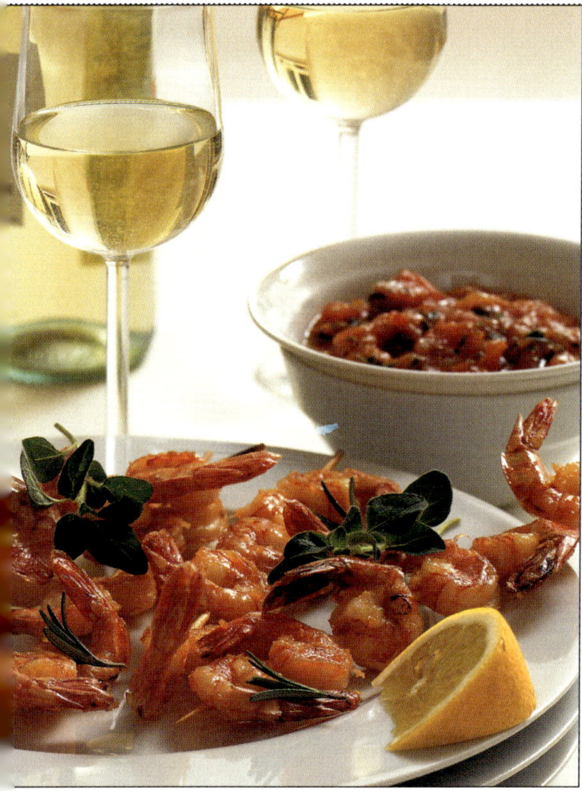

Beim Anblick dieses Essens „rückfällig“ zu werden, kann man keinem Diätler wirklich verübeln.

Unterschiede im Fettstoffwechsel

Aber es gibt noch etwas, auf das man beim Umgang mit Fett vielleicht einmal achten sollte. Manche Wissenschaftler vermuten, dass es bei dicken und dünnen Menschen auch genetisch bedingte Unterschiede im Fettstoffwechsel geben kann. Bei Menschen, die zu einer schnelleren Gewichtszunahme neigen, springt der Fettstoffwechsel möglicherweise nicht schnell genug an, um der hereinkommenden Mengen Herr zu werden. In einem solchen Fall, so meinen die Wissenschaftler, müsse sich ein Mensch eben entsprechend bewegen. Denn das hält auch den Fettstoffwechsel auf Trab.

Die Macht der Pillen

Und lassen Sie bloß die Finger von irgendwelchen Pillen! 1998 habe ich in Köln noch die Sendung „Jetzt reicht's!“ moderiert. In einer Folge zum Thema „Diät, Übergewicht und Kuren“ waren da viele sehr übergewichtige Menschen, manche brachten es sogar auf 65 Kilo zu viel. Und alle waren total scharf auf „Xenical“, diese neue Wunderpille. Ich war einigermaßen erschüttert, als ich diese fast schon verzweifelte Gier nach einer „Sofortlösung“ sah. Kein Mensch dachte daran, was er seinem Körper zumutet, wenn er in einem halben Jahr 50 oder 60 Kilo abnehmen würde.

Fettreich, aber gut!

Dabei fällt mir ein, dass ich Ihnen in diesem Kapitel noch gar nicht den Mund wässrig gemacht habe. Und weil wir so viel über Fettarm & Light gehört haben, empfehle ich Ihnen hier das fettreiche Rezept von Seite 58/59. Das Gericht heißt Ligurische Burrida. Es ist eine sehr spezielle italienische Fischsuppe. Ich habe das Rezept von einer Bekannten, und diese hat es von ihrer Großmutter aus Ligurien.

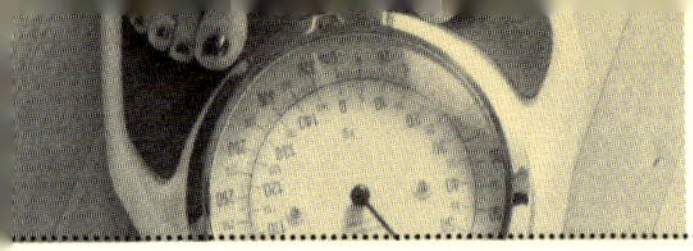

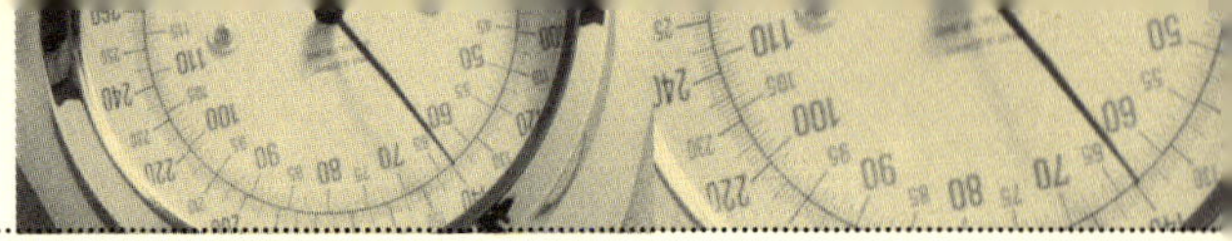

Die kuriosesten Diäten – wer's glaubt, bleibt dick

Sie sind viele, sie sind Verheißung, aber die meisten von ihnen sind wissenschaftlich nicht haltbar und medizinisch bedenklich – die Rede ist von Diäten. Praktisch alle Schlankheitskuren, ob von einzelnen Ärzten oder selbst ernannten Gurus ersonnen oder von der Pharmaindustrie entwickelt, versprechen den Erfolg durch Manipulation nur eines einzigen Faktors: der Nahrungsaufnahme. Entweder wird dem Körper vorgegaukelt, er sei satt, oder aber es wird ihm tatsächlich Nahrung vorenthalten. Wie auch immer – der Organismus lernt, die Energie, die er erhält, besser auszunutzen. Das macht er dann auch mit den Kalorien, die nach der Fastenkur zugeführt werden, mit dem Ergebnis, dass mehr Fettzellen als vorher gebildet werden. Dies ist der gefürchtete „Jojo-Effekt“: Wie das gleichnamige Spielzeug kommen auch die Pfunde, nachdem sie abgehungert wurden, wieder zurück. Zudem bedeutet jede Diät eine Belastung für den Körper, da sie meist mit Mangel an bestimmten Nährstoffen verbunden ist.

Wer sich das Ziel setzt, aus welchen Gründen auch immer sein Körpergewicht zu reduzieren, muss zwar zum einen seine Ernährungsgewohnheiten überprüfen, aber auch seine sonstigen Lebensgewohnheiten.

Ananasdiät

Die Ernährung wird beschränkt auf Ananas und Ananassaft. Wie bei allen Schlankheitskuren, die auf einseitige Ernährung mit nur einem einzigen Lebensmittel hinauslaufen (Apfeldiät, Kartoffeldiät, Pilzdiät und so weiter), besteht ein hohes Risiko für Mangelerscheinungen bei Eiweiß, Vitaminen, Ballaststoffen und Mineralstoffen.

Atkins-Diät

Bei dieser Schlankheitskur werden nicht Kalorien gezählt, sondern Kohlenhydrate. Tierisches Eiweiß kann in unbegrenzten Mengen genossen werden, dafür wird der Verzehr von kohlenhydrathaltiger Nahrung allmählich auf null reduziert. Das Risiko von Herz- und Gefäßerkrankungen sowie Gicht und Arteriosklerose erhöht sich mit der Atkins-Diät erheblich.

Bakteriendiät

Die Bakterien von „Jogurt-Bifidus-Kautabs“ sollen die Darmflora dazu anregen, Stoffe zu bilden, die das Fett „absaugen“ und „verbrennen“. Diese „revolutionäre“ Schlankheitskur für die Traumfigur, ohne dabei weniger zu essen, hält allerdings keiner wissenschaftlichen Untersuchung stand.

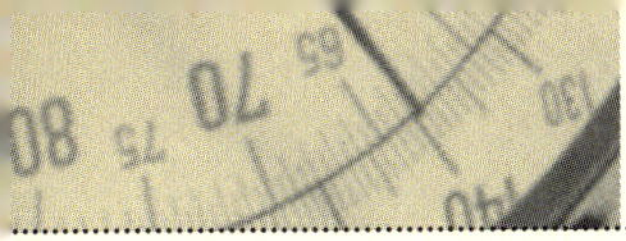

Blutgruppendiät

Nach der aus den USA stammenden naturheilkundlichen Theorie teilt sich die Menschheit in Fleisch- und Pflanzenesser, die sich jeweils mit der Blutgruppe identifizieren lassen. Wer sich seiner Blutgruppe entsprechend ernähre, so die medizinisch bisher nicht zu untermauernde These, werde auch nicht dick.

Eierkur

Die einseitige Ernährung ausschließlich mit Eiern führt zwar zu einem raschen Gewichtsverlust, der aber in Wirklichkeit nur ein Wasserverlust ist. Nebenwirkungen sind in den meisten Fällen Verstopfung, Mangelerscheinungen und überhöhter Cholesterinspiegel. Wer an vorgeschädigter Niere oder Leber leidet, sollte auf keinen Fall eine Eierkur anwenden.

Formula-Diäten

Mit industriell hergestellten Nahrungsersatzstoffen in Form von Flocken, Granulaten oder Suppen wird der Magen gefüllt. Dazu werden täglich frisches Obst und Salate gegessen. Längerfristig zeigt die Anwendung der relativ teueren Produkte wenig Erfolg.

Hollywood-Star-Diät

Nach einem straffen Regelwerk sind verschiedene Kombinationen von Lebensmitteln vorgegeben. Der Schwerpunkt der Ernährung liegt auf Obst; Zucker und tierische Fette werden reduziert. 500 bis 800 Kilokalorien sind für die meisten Menschen, die im Erwerbsleben stehen, zu wenig. Nach medizinischen Gesichtspunkten sind die wissenschaftlichen Argumentationen der Hollywood-Diät wenig überzeugend.

Pu-Erh-Tee-Diät

Die chinesische Teespezialität wird als Mittel angepriesen, das Fett „auflöst" oder „austrocknet". Die Wirkstoffe gibt es jetzt auch in Kapseln, die einen Gewichtsverlust von zwölf Kilogramm in nur drei Monaten versprechen. Doch die Untersuchung der Wirkstoffe hat ergeben, dass Pu-Erh-Tee auch nicht mehr leistet als andere Teesorten.

Sternzeichendiät

Jedem Sternzeichen wird ein ganz bestimmter Katalog von Lebensmitteln zugeordnet, die bei den Vertretern des jeweiligen Sternzeichens Gewichtsreduktion bewirken. Hier kommt es nicht auf den Nährwert, sondern, wie bei aller Astrologie, auf den Unterhaltungswert an.

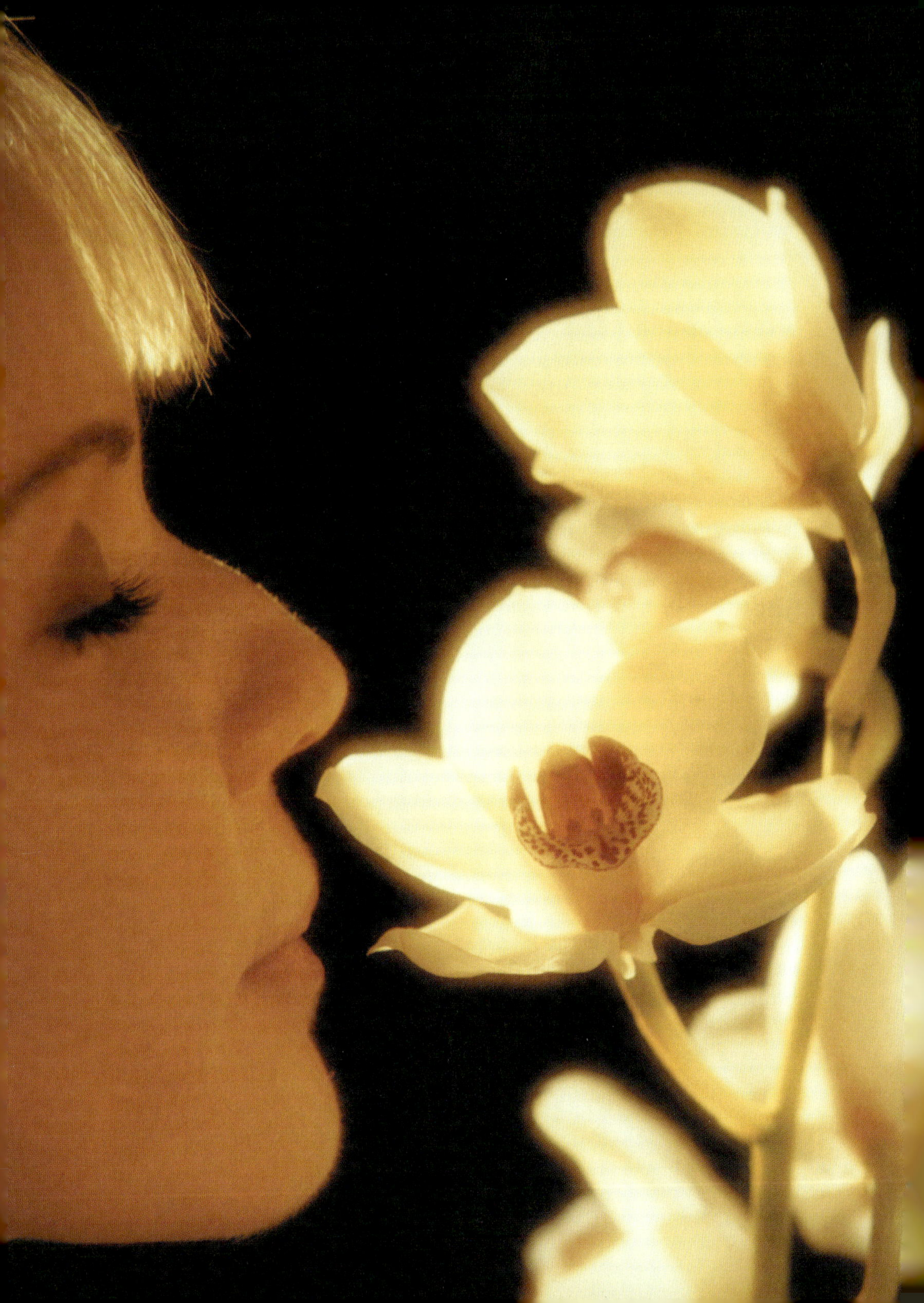

Zucker und Alkohol gelten als die Todsünden Nr. 1 im Kampf gegen das Übergewicht. Lassen

4 Das richtige Maß – Qualität statt Quantität

Sie sich das nicht einreden, denn letztlich ist alles nur eine Frage der Menge.

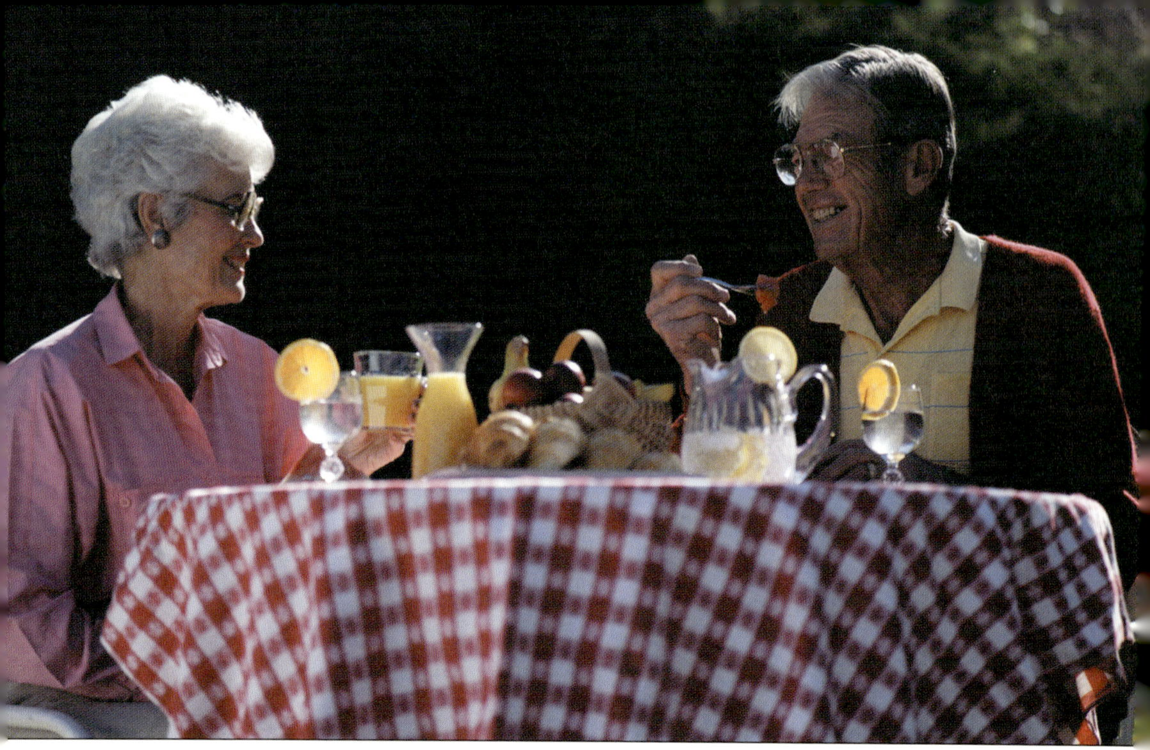

Wer genießt, hat mehr vom Leben

Was wäre die Welt ohne Süßigkeiten? Erinnern Sie sich an Ihr erstes Bonbon? An Ihr erstes Stück Schokolade? Wie vollkommen glücklich Sie als Kind waren mit all der wunderbaren, süßen, duftenden und klebrigen Schokolade im Mund und an den Händen?

Wissen Sie, wie viele Schokoladenprodukte die Deutschen so verschlingen? Im Jahr 1999 wurden 698 267 Tonnen Schokolade und Schokoladenwaren in einem Wert von 6,36 Milliarden Mark produziert. Ganz beachtlich, oder? Dazu kamen noch 370 944 Tonnen Kakao- und Schokoladenhalberzeugnisse im Wert von 1,27 Milliarden Mark. Außerdem 176 300 Tonnen kakaohaltige Lebensmittelzubereitungen zu 770 Millionen Mark.

Was Schokolade und auch andere süße Schleckereien angeht, leben wir heute – gemessen an früheren Zeiten – in einem Paradies. In den Anfängen der Schokoladenproduktion war der edle Stoff den Königen und Fürsten vorbehalten. Später wurde die Schokolade – nach geheimen Rezepten hergestellt – zu astronomischen Preisen in Apotheken verkauft.

Tja, der Mensch und das Süße – das ist wohl eine Leidenschaft, die uns schon in die Wiege gelegt wurde, denn die Vorliebe für Süßes scheint bis zu einem gewissen Grade tatsächlich angeboren zu sein: Babys lächeln, wenn sie etwas Süßes schmecken, und verziehen das Gesicht, wenn etwas bitter ist. Schon immer, zu allen Zeiten und überall auf der Welt, aßen die Menschen gern Süßes, wenn es denn welches gab und sie es sich leisten konnten. Denn es ist ja nicht so, dass es schon immer allzeit verfügbare Süßigkeiten gab. Unsere haarigen, urzeitlichen Ahnen mussten sich beim Honigraub noch von Bienen zerstechen lassen.

Ist Zucker ein Krankmacher?

Es ist inzwischen ein recht schwieriges Paradies geworden, in dem ein Krieg zwischen einer Anti-Zucker-Mafia und der Schokoladen-Bonbon-Eis-Mafia zu toben scheint. Zucker soll ja nicht gut sein, das weiß man irgendwie. Hört man ja oft genug. Und dass er dick macht, versteht sich wohl von selbst. Zucker soll außerdem auch für viele Zivilisationskrankheiten verantwortlich sein.

So schlecht wie sein Ruf?

Es ist also eine ganze Menge Negatives, was man über den Zucker sagt – aber stimmt das auch? Fangen wir mal mit den Krankheiten an, für die der Zucker verantwortlich sein soll.

Der deutsche Mediziner Dr. Max Otto Bruker vertrat 1978 in seinem Buch „Krank durch Zucker" die Ansicht, dass Zucker eine wesentliche Ursache von Herzinfarkt, Arteriosklerose, Akne, Kinderlähmung, Leberschäden, Magengeschwüren, Krebs und sogar Geisteskrankheiten sei. Das ist ziemlich starker Tobak, allerdings ist nichts davon durch aussagekräftige Studien belegt. Es sieht wohl eher nach einem undifferenzierten Rundumschlag aus, denn selbst einem Nichtmediziner müssen solche Bemerkungen zweifelhaft erscheinen – allein schon, wenn man die Menge der konsumierten Süßigkeiten in Rechnung stellt. Tatsache ist jedenfalls: Für den Zucker als Verursacher der erwähnten Krankheiten gibt es keine harten Daten, es fehlen schlicht die Beweise für die Behauptungen. Der Zucker wird von diesen Anklagen auf Grund mangelnder Beweise freigesprochen. Allerdings nicht von der Schuld an der Entstehung von Karies!

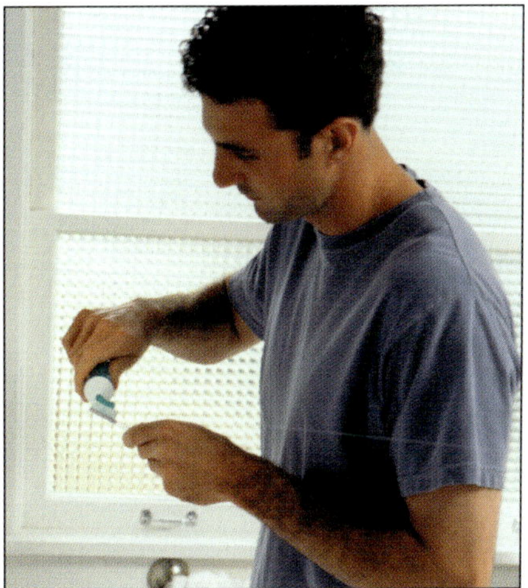

Karies ist die einzige Krankheit, für die Zucker wirklich verantwortlich gemacht werden kann!

Zucker und Vitamine

Eine weit verbreitete Ansicht ist auch, dass Zucker ein „Vitaminräuber" sei. Dem weißen Zucker wird vorgeworfen, er beraube uns des Vitamins B1: Unser Körper verwendet Vitamin B1, um Kohlenhydrate – also auch Zucker – zu verstoffwechseln. Da weißer Zucker aber nach der Raffination keinerlei Begleitstoffe mehr enthält – weder Vitamine noch Mineralstoffe –, liefert er nur „leere Kalorien". Und deshalb, so der Vorwurf, soll er bei der Verdauung das Vitamin B1 im Körper verbrauchen und so auf Dauer einen Vitamin-B1-Mangel verursachen.

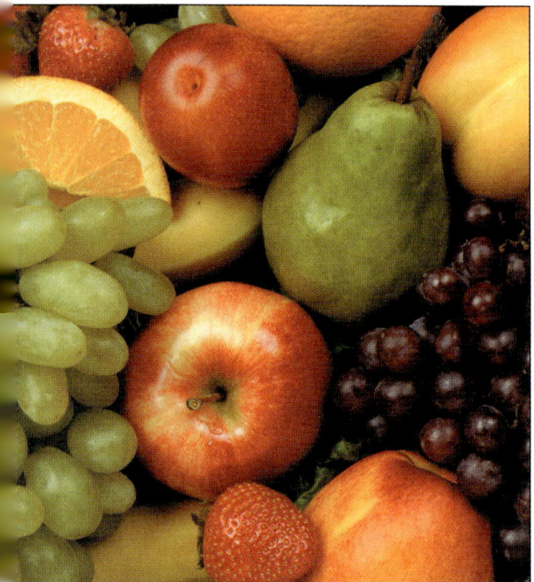

Das reichhaltige Angebot an Nahrungsmitteln, wie beispielsweise Obst, gewährleistet eine ausreichende Vitaminversorgung rund ums Jahr.

Auch das stimmt so nicht: Denn es setzt voraus, dass bereits eine recht mangelhafte Vitaminversorgung vorliegt, was bei unserer heutigen Ernährung aber überhaupt nicht der Fall ist. Uns stehen so viele verschiedene Nahrungsmittel zur Verfügung, dass eine vitaminmäßige Unterversorgung einfach nicht gegeben ist. Solche „Mangelhypothesen" sind so alt wie die Vitaminforschung selbst und werden deswegen auch nicht wahrer. Bereits 1940 hat man einen verheerenden Mangel an Vitamin B1 für die Menschen in der westlichen Welt angekündigt. Man vermutete, dass ein rapide steigender Fleischkonsum zwangsläufig zu einem Vitamin-B1-Mangel führen müsse, weil die Menschen dann weniger pflanzliche Nahrung, insbesondere weniger Vollkorn essen würden.

Zucker und Diabetes

Und was ist mit der so genannten „Zuckerkrankheit"? Führt ein Zuviel zur Zuckerkrankheit? Ich möchte ein paar Untersuchungen erwähnen, die sich mit diesem Zusammenhang befasst haben. Und alle Ergebnisse zeigen, dass Zucker und Kohlenhydrate nicht die Ursache sind.

Drei von sechs Untersuchungen, die in den USA, Holland und Israel gemacht wurden, fanden überhaupt keinen Zusammenhang zwischen Nahrungsfaktoren und dem Auftreten der Zuckerkrankheit. Die anderen drei Studien erbrachten jeweils verschiedene Erkenntnisse: In einer stieg das Diabetesrisiko mit steigendem Fleischkonsum, allerdings nur bei Männern. Die zweite zeigte paradoxerweise, dass eine kalorienarme Ernährung sich schädlich auswirkte. Und die dritte belegte ein sinkendes Risiko mit steigender Zufuhr an Alkohol, Pflanzenfett und Kalium. Doch in keiner einzigen Studie gelang es, den vermuteten Einfluss von zu viel Zucker statistisch dingfest zu machen. Und damit gilt dieser vermutete Einfluss in Fachkreisen als widerlegt. Inzwischen ist man generell der Ansicht, dass nicht das Essen schuld an der Diabetes ist, sondern ein Mangel an Bewegung.

Der Zucker – ein Dickmacher?

Zucker macht dick! – Dieses Vorurteil wird heute selbst in der „offiziellen Ernährungslehre" nicht mehr gepflegt. Denn es ist einfach nicht zu halten. Die meisten Untersuchungen haben nämlich gezeigt, dass zwischen dem Konsum von Zucker und Übergewicht kein eigener, über die Kalorienzufuhr hinausgehender Zusamnmenhang besteht. Nicht der Zucker macht dick, sondern die viel zu vielen Kalorien, die manche Leute in sich hineinzwängen! Heute prügelt man in Sachen Dickmacher viel lieber auf das Fett ein. Aber, wie wir ebenfalls bereits wissen, stimmt auch das nicht, es handelt sich dabei nur um die durchsichtigen Parolen der Schlankheitsverkäufer. Allerdings muss man eines doch sehr genau festhalten: Wer sich zu seinen üblichen Mahlzeiten zusätzlich noch tüchtig Torte, Schokolade und sonstige Süßigkeiten einverleibt, der nimmt zu – doch das liegt nicht am Zucker.

Süßstoffe – Kaloriensparer oder Appetitanreger?

Süßstoffe machen schlank! – Wer kennt sie nicht, die Damen mit den Süßstoffpillendosen? Vor sich ein ordentliches Stück Buttercremetorte, aber der Kaffee, der wird nicht mit Zucker, sondern mit Pillen gesüßt. Warum eigentlich? Es liegt an der Propaganda der Süßstoffproduzenten. Sie legen uns eine einleuchtende Rechnung auf den Tisch, und die lautet so: Jedes Stückchen

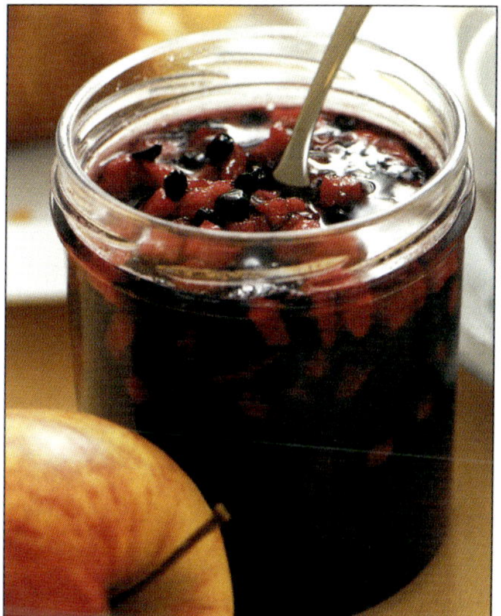

Sie können Konfitüre auch mit Süßstoff herstellen – den Unterschied werden Sie aber schmecken.

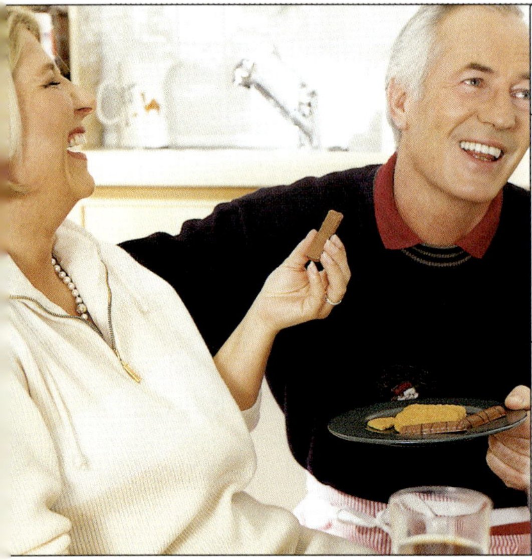

Genießen Sie Ihr tägliches Stück Schokolade und lassen Sie sich den Appetit daran durch nichts verderben.

Würfelzucker enthält zehn Kalorien, eine Süßstoffpille dagegen, die den gleichen süßen Geschmack hervorruft, keine einzige. Also spart man sich einige Kalorien, wenn man den Kaffee oder Tee mit Süßstoff statt mit Zucker veredelt. Das klingt logisch, und das ist es ja auch.

Die falsche Botschaft

Unser Körper kennt da allerdings eine ganz andere Logik als die Pillenverkäufer, denn der süße Geschmack der Pillen löst bereits im Mund einen Reflex aus: Die Zunge teilt gewissermaßen der Bauchspeicheldrüse mit, dass jetzt Zucker im Anmarsch ist. Unser Körper ist seit Urzeiten daran gewöhnt, dass süßer Geschmack vom Zucker kommt – Süßstoffpillen kamen in der bisherigen Evolution des Menschen nun mal nicht vor. Und weil der Körper nun Zucker vermutet, schüttet er Insulin aus, um den in die Blutbahn gelangten Zucker abzubauen. Da aber die Pillen keinerlei Blutzucker liefern, baut das Insulin den aktuell im Blut vorhandenen Zucker ab. Tja, und dann sinkt ganz schnell der vorhandene Blutzuckerspiegel, was der Körper als Alarmsignal betrachtet. Er reagiert mit Heißhungerattacken. Das heißt: Süßstoff macht hungrig!

Diese appetitanregende Wirkung von Süßstoffen ist durch zahlreiche wissenschaftliche Untersuchungen an Menschen seit langem belegt.

INFO

Verzichten Sie auf Süßstoff!

In einer Studie wurde der Einfluss dreier verschiedener Jogurts auf die Nahrungsaufnahme und das Hungergefühl getestet. Im Versuch gab es mit Stärke versetzten Jogurt (das macht ihn sämiger), Jogurt mit Zucker oder Jogurt mit Süßstoff. Die Testpersonen konnten so viel davon essen, wie sie nur wollten.

Das Ergebnis: Die Probanden mit dem süßstoffgesüßten Jogurt waren nicht nur am hungrigsten, sondern sie aßen insgesamt auch entschieden mehr als die anderen. Die Probanden mit dem stärkehaltigen und dem gezuckerten Jogurt verzehrten dagegen insgesamt weniger Kalorien. Wenn man die Testgruppen nun längere Zeit mit diesem Versuch behelligen würde – welche Personen, glauben Sie, würden auf die Dauer dicker?

Kein Tag ohne Schokolade

Was wäre das Leben ohne Schokolade? Für mich persönlich gab es – glaube ich – in den letzten 30 Jahren nicht einen Tag ohne Schokolade. Trotzdem würde ich mich nicht als süchtig bezeichnen, sondern eher als eine Schokoladenliebhaberin. Auf diesem Gebiet habe ich also reichlich Erfahrungen sammeln können, denn mein Konsum betrug früher etwa eine Tafel am Tag. Und wann immer ich auch dem Diätwahn verfallen war und mich kasteit und gequält habe – es war die Schokolade, die ich am meisten vermisste. Und dann passierte es auch regelmäßig: Wenn ich so richtig nach Schokolade schmachtete, dann konnte ich irgendwann nicht mehr anders und habe „heimlich" ganz schöne Mengen davon in mich hineingestopft. Und zugenommen habe ich durch diese Fressattacken natürlich auch. Als dann in den 80er-Jahren die Diätschokolade und die zuckerreduzierte Schokolade aufkamen, bin ich natürlich sofort auf diesen Werbetrick hereingefallen.

Qualität statt Quantität

Mittlerweile mache ich alles ganz anders: Ich setze auf Qualität statt Quantität und pflege einen sehr bewussten Umgang mit allen Kalorienbomben. Ich esse nur einen Riegel Schokolade statt einer halben Tafel und auch nur eine oder höchstens zwei Pralinen – und nicht fünf oder sechs. Ich gönne mir ein gutes Eis und auch ein gutes Stück Kuchen. Und zwar ohne jegliches schlechte Gewissen. Und ich lasse mir Zeit für diesen Genuss. Ich finde, Schokolade ist etwas so Wunderbares, dass man den Genuss richtig zelebrieren sollte. Schokolade fördert das Liebesleben, außerdem sind Süßschnäbel geistig wendiger als Sauertöpfe, und sie haben durch ihr angebliches Laster eine ganze Menge physischer Vorteile – wenn sie nicht übertreiben. Sagt die Wissenschaft. Und ich kann das bestätigen.

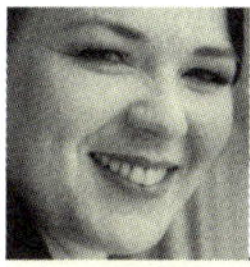

MEIN TIPP

Werden Sie ein Schokolade-Gourmet!

Schokolade war, wie schon erwähnt, früher richtig teuer, sie war ein Privileg der Könige und Fürsten. Und vielleicht ist es auch eine ganz gute Idee, sie heute wieder als etwas Kostbares zu behandeln. Klasse statt Masse, Qualität statt Quantität. Und das heißt: Essen Sie nicht eine ganze Tafel einer preisgünstigen Schokolade, sondern nur einen Riegel einer richtig guten. Für Ihren Geldbeutel kommt das letztlich aufs Gleiche hinaus. Erst wenn Sie Ihre Schokoladenlust so zu gestalten verstehen, sind Sie ein wahrer Schokoladengenießer.

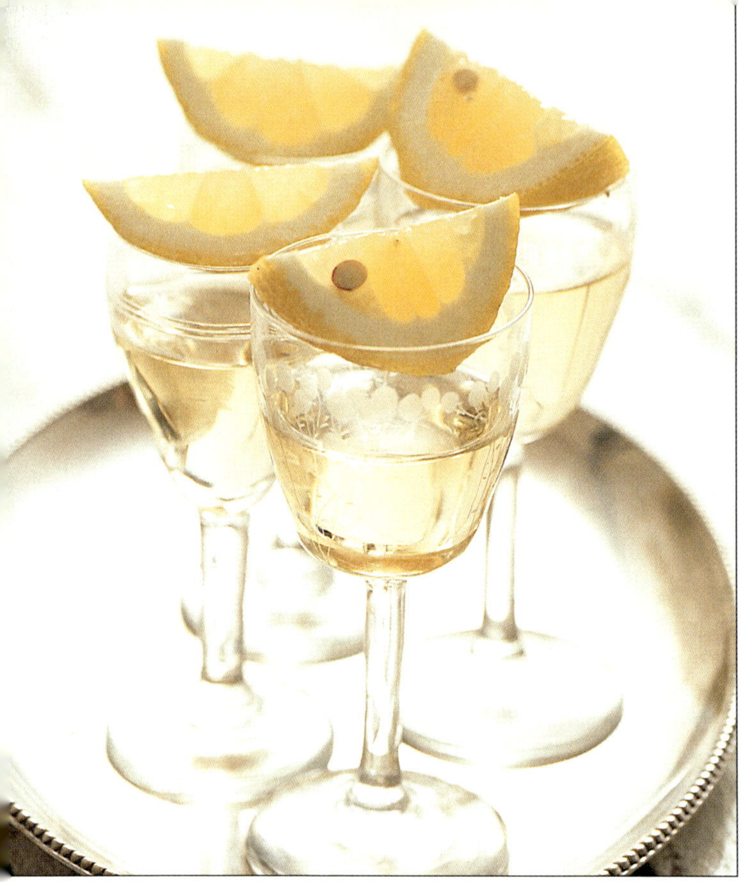

unter Umständen sehr kurzfristig tot. Deswegen sollte auch niemand mein Plädoyer für den Wein zum täglich Brot missverstehen.

Ich selbst bin für eine strenge 0,0-Promille-Grenze im Straßenverkehr. Und auch ansonsten ist mein Bezug zum Alkohol nicht sonderlich ausgeprägt. Eigentlich mag ich alles, vom Bierchen über Wein bis hin zu einem Schnaps oder einem Cocktail. Andererseits kann es auch sein, dass ich wochenlang überhaupt keinen Alkohol trinke. In den letzten Jahren bin ich dazu übergegangen, Wein zu trinken. Meist Rotwein, aber ich trinke auch mal ein Glas Weißwein.

Ob Alkohol gesund oder ungesund ist, liegt letztlich an einem selbst. Vorausgesetzt, man hat keine körperlichen Leiden, die einen Alkoholgenuss überhaupt verbieten, kann Alkohol äußerst gesund sein.

Alkohol: Besser als sein Ruf

Der Alkohol hat keinen guten Ruf: Er gilt als Killer, als eine der Ursachen des Herzinfarkts, er verschafft den hemmungslosen Alkoholikern die Leberzirrhose, und er bringt auch die moderat trinkenden Genießer auf vielfache Weise früher ins Grab als die enthaltsamen Zeitgenossen. Die meisten von uns werden dem wohl zustimmen – aber ganz so einfach und klar ist die Angelegenheit doch nicht. Selbstverständlich ist „Saufen“ langfristig äußerst ungesund, und wer alkoholisiert Auto fährt, ist

Mit Alkohol gesund und munter?

Aufgefallen ist den Forschern dieser Sachverhalt zuerst an den Franzosen. An Menschen also, die dafür bekannt sind, gut zu essen und regelmäßig Wein zu trinken. Die

Wissenschaftler untersuchten die Herzinfarktrate in vielen Ländern der Erde und kamen dabei zu einem erstaunlichen Ergebnis, bekannt als das „Französische Paradoxon“: Die Franzosen, besonders die im Süden, hatten mit die niedrigste Herzinfarktrate. Darunter rangierten nur noch die Japaner.

Das Paradoxe, das Widersprüchliche an der Angelegenheit ist, dass diese Franzosen nach Ansicht vieler Ernährungspäpste ganz und gar nicht „gut“, sondern ziemlich „ungesund“ essen. Zu ihrem Weinkonsum kommt nämlich noch eine Ernährungsweise, die den Geboten aller Essbibeln spottet und jedem so genannten Ernährungsberater die Tränen in die Augen treibt. Im Gegensatz zu ihren mediterranen Nachbarn in Italien und Spanien bevorzugen die Südfranzosen eine Küche, in der es reichlich gesättigte Fettsäuren gibt – eine Todsünde nach Ansicht der meisten Ernährungsexperten. Außerdem essen sie zu wenige Ballaststoffe und zu viele Kohlenhydrate. Dafür haben sie aber saftige Pasteten und dicke Saucen, fette Würste und ebensolchen Käse. Nach einem üppigen Hauptgang, zum Beispiel einem Coque au vin, kommt das Süße auch nicht zu kurz, und man gönnt sich als Nachspeise noch eine Mousse au chocolat oder eine Crème caramel und danach einen Espresso und eine kräftige Zigarette oder auch eine Zigarre.

Der französische Wissenschaftler Serge Renaud war der Erste, der auf dieses Phänomen hinwies und damit weltweit Aufsehen erregte. Er führte eine ganze Reihe statistischer Untersuchungen an, in denen deutlich wurde, dass die Rate an Herz-Kreislauf-Erkrankungen in Frankreich zu den niedrigsten auf der ganzen Welt gehört. Und auf die Frage, was der Grund für dieses erstaunliche Phänomen sei, antwortete Renaud: „Ganz einfach. Die Antwort heißt: Alkohol.“

INFO

Kaum ein vermutetes Gesundheitsrisiko wurde so intensiv untersucht wie der Alkoholgenuss! In den vergangenen 30 Jahren wurde in etwa 100 wissenschaftlichen Studien belegt, dass Menschen, die regelmäßig und in Maßen Alkohol trinken, durchschnittlich gesünder sind oder länger leben als die Abstinenzler. Bei den Männern fanden die Forscher die höchste Lebenserwartung, wenn die Teilnehmer täglich 20 bis 40 Gramm Alkohol tranken. Bei den Frauen betrugen die gesundheitsfördernden Mengen etwa die Hälfte. Erst bei über 80 Gramm Alkohol pro Tag war die Sterblichkeit der Abstinenzler erreicht. Das entspricht immerhin mehr als einer ganzen Flasche Wein.

Auf die Menge kommt es an

Nun wird aber auch in Gegenden wie Russland, Tschechien, Ungarn, Schottland, Irland, Finnland und Polen bekanntermaßen ordentlich gebechert – und in der Statistik der Sterblichkeit auf Grund koronarer Herzkrankheiten im Alter zwischen 40 und 69 Jahren führen diese Länder in der obigen Reihenfolge die weltweite Rangliste an. Diese Liste stammt aus dem Jahr 1992 und basiert auf Daten der Weltgesundheitsorganisation (WHO). An dieser Reihenfolge dürfte sich bis auf den heutigen Tag nichts Wesentliches geändert haben. Diese Statistik bestätigt natürlich, dass eine zu große Freude am Alkohol generell lebensgefährlich ist, aber daran gab es auch vorher keinen Zweifel.

Doch all die Untersuchungen, die nach dem Anstoß durch Professor Renaud in vielen Ländern gemacht wurden, erbrachten ein überaus erstaunliches Ergebnis. Alle wissenschaftlichen Erkenntnisse ließen nur den einen Schluss zu: Frauen und Männer, die regelmäßig, aber mäßig Alkohol trinken, erkranken und sterben nicht nur weniger häufig an koronaren Herzkrankheiten, sondern haben auch insgesamt – bei Betrachtung aller Todesursachen – eine geringere Sterberate als diejenigen, die nie Alkohol trinken.

Das American College of Cardiology, eine der beiden großen Fachorganisationen für Herzmedizin in den USA, hat den Alkoholverzicht 1996 schließlich offiziell in die Liste der Risikofaktoren (!) für Herz-Kreislauf-Erkrankungen aufgenommen. Abstinenzler, so die Wissenschaftler, haben ein signifikant höheres Sterberisiko. Der gestrenge Antialkoholiker geht nach ihren Erkenntnissen etwa das gleiche Risiko ein, das ein Mensch mit erhöhtem – aber nicht exzessivem – Alkoholkonsum eingeht. Ein moderater und gewissenhafter Alkoholgenuss, so das Ergebnis aller Studien, senkt das Risiko eines Herzinfarkts auf recht beeindruckende Weise.

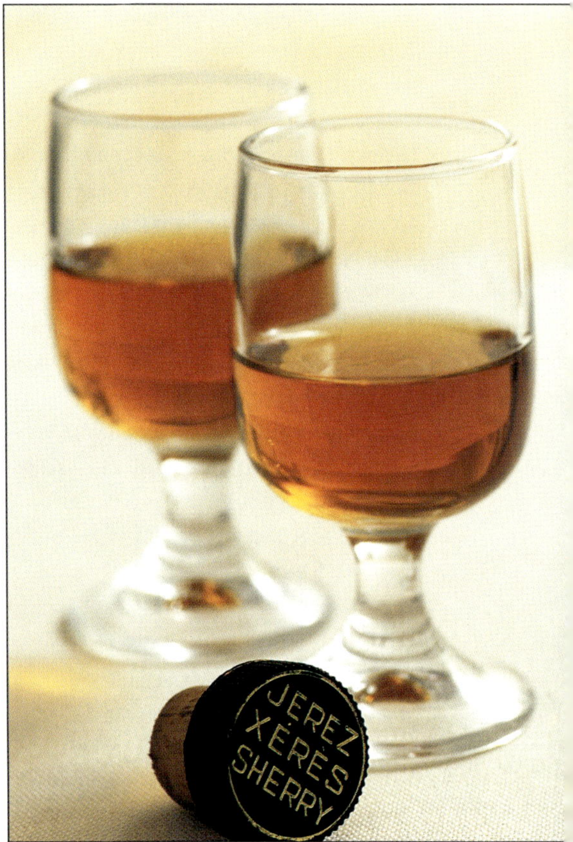

Alkohol hat seinen schlechten Ruf zu Unrecht – dies setzt natürlich einen bewussten und gewissenhaften Umgang voraus.

Die Rotwein-Theorie

Dieser Vorteil gilt für den Alkohol überhaupt, egal, um was es sich handelt. Die Forscher gelangten aber auch noch zu einem anderen hochinteressanten Ergebnis: Es kommt auch darauf an, welche Sorte von Alkohol man zu sich nimmt. Und damit sind wir wieder beim „Französischen Paradoxon".

Fakt 1 ist: Die Franzosen sind die Weltmeister im Pro-Kopf-Verbrauch von Wein, meist Rotwein.

Fakt 2 ist: Trotz der fettreichen Ernährung, trotz relativ hohem Nikotinkonsum und Mangel an körperlicher Bewegung werden die Herzgefäße dieser Franzosen durch die Wirkstoffe des Rotweins so effektiv geschützt, dass es nur relativ selten zum Herzinfarkt kommt.

Das „Französische Paradoxon"

Anfangs wurde die „Rotwein-Theorie" des Professor Renaud von der Fachwelt sehr kritisch betrachtet, und die lieben Kollegen versuchten natürlich, sie durch eigene Untersuchungen zu Fall zu bringen. Man gab sich viel Mühe, stellte Risikofaktoren wie Rauchen, Bluthochdruck, hohe Cholesterinwerte und manches andere in Rechnung – aber all diese Untersuchungen konnten nicht erklären, warum es so große Unterschiede in der Herzinfarktrate zwischen Frankreich und anderen Ländern gab.

1985 gab die Weltgesundheitsorganisation eine auf zehn Jahre angelegte Langzeituntersuchung in Auftrag, die in Fachkreisen unter dem Namen „Monica" bekannt wurde. In 41 Städten auf der ganzen Welt wurden die Daten von Abertausenden von Patienten, die einen Herzinfarkt erlitten hatten, gesammelt und statistisch ausgewertet. Das Ergebnis war beeindruckend: Die Zahl der Herzinfarkte bei Männern lag in Toulouse im Südwesten Frankreichs bei nur 240 pro 100 000 Einwohner, in Lille bei 314 und in Straßburg bei 336 Fällen. Auch in anderen südlichen Ländern lagen die Werte ähnlich günstig. Im Gegensatz dazu waren die Zahlen für Nordeuropa eher Furcht einflößend.

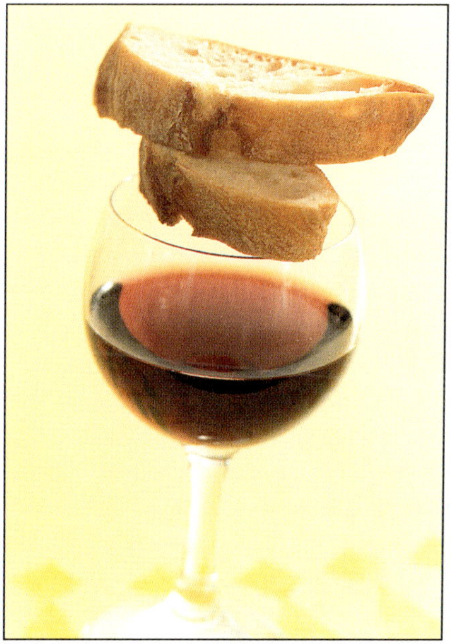

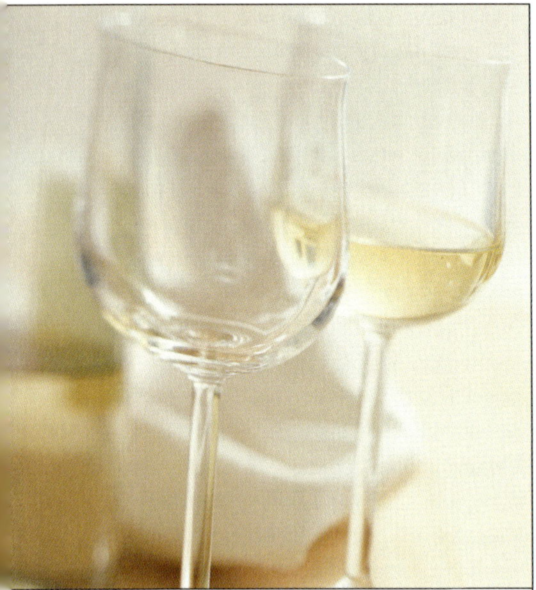

Die Franzosen sind das gesündeste Volk der Welt. Ein beeindruckender Beweis für die medizinische Wirkung des Weins.

Wein und Ruhe

Professor Renaud führt das „Französische Paradoxon" natürlich nicht nur auf den Wein allein zurück. Obwohl die Südfranzosen einerseits sehr fettreich essen, haben sie auch eine große Vorliebe für frisches Obst und Gemüse, und auch der Käse und andere Milchprodukte werden von ihnen durchaus als „gesunde Lebensmittel" eingestuft. Vor allem aber wird in Frankreich jede größere Mahlzeit langsam, in entspannter Atmosphäre und mit vielen Pausen genossen. Der Organismus hat also reichlich Zeit, die Nährstoffe aufzuschließen. Aber von allen Herz-Kreislauf-wirksamen Faktoren sei der Wein der wichtigste, meint Serge Renaud.

Die Wissenschaftler haben sich die Mühe gemacht, in 18 westlichen Staaten den Zusammenhang von Weinverbrauch und der Häufigkeit von Herzerkrankungen zu untersuchen. Das Ergebnis ist: Die Häufigkeit der Erkrankungen steigt mehr oder minder parallel mit abnehmendem Weinkonsum!

Die schützende Kraft des Rotweins

Neben Großbritannien ist Dänemark mit einer Verdoppelung des Weinverbrauchs in den letzten 18 Jahren das Land mit den höchsten Weintrinker-Zuwachsraten. Und genau deswegen ist Dänemark ein bestens geeignetes Land, um den Einfluss des Weins auf die Häufigkeit der Herzerkrankungen zu untersuchen.

Das Dänische Epidemiologische Zentrum in Kopenhagen hat die Lebensläufe von 6000 Männern und 7000 Frauen zwischen dem 30. und 79. Lebensjahr zwölf Jahre lang verfolgt und dabei sorgfältig die Trink- und Rauchgewohnheiten sowie andere Faktoren dokumentiert. Als die so genannte Gronbaek-Studie, benannt nach Dr. Martin Gronbaek, dem führenden Kopf des Forscherteams, 1995 publiziert wurde, machte sie weltweit Schlagzeilen. Und das mit Recht! Denn die Forscher konnten mit erstaunlichen Ergebnissen aufwarten: Für die Weintrinker verminderte sich das Risiko bei Infarkten und Schlaganfällen um 60 Prozent, bei allen anderen Krankheiten um 50 Prozent.

Alkohol nicht gleich Alkohol

Die dänischen Zahlen dokumentieren, dass fast alle lebensschützenden Wirkungen des Alkohols im Genuss von Wein begründet sind! Ziemlich irritierend für die Experten war dabei, dass die gesundheitsfördernde Menge so hoch zu sein scheint: Bei drei bis fünf Gläsern pro Tag ist demnach das Risiko, an Herzinfarkt, Schlaganfall oder jeder anderen Krankheit zu sterben, am geringsten. Fünf Gläser entsprechen etwa einer ganzen Flasche pro Tag, was die Empfehlung der meisten Fachleute doch erheblich übertrifft. Weiterhin stellten die dänischen Wissenschaftler fest, dass Frauen bei vergleichbarem Alkoholkonsum denselben Nutzen wie Männer daraus ziehen. Und es ist tatsächlich so, dass die schützende Kraft des Alkohols in erster Linie im Rotwein zu finden ist. Es kann also nicht am Alkoholgehalt, sondern muss ganz konkret an den Wirkstoffen des Rotweins liegen. Die Dänen jedenfalls tranken beim Abschluss der Studie pro Kopf und Jahr erstaunliche 22 Liter Wein.

Bierbauch und Co.

Wenden wir uns dem Thema „Der Alkohol und das Gewicht" zu. Auch in diesem Zusammenhang hat der Alkohol einen schlechten Ruf. Und besonders das Bier.

Entspannen Sie sich. Machen Sie sich keine Gedanken über irgendwelche Kalorien. Stellen Sie sich vor, dass Sie unter den Kastanien eines Münchner Biergartens sitzen, vor sich ein Stück vom bayerischen Schweinskrustenbraten, dazu zwei Knödel, ein perfektes Blaukraut und ein Weißbier, frisch gezapft – das ist doch zweifellos eine feine Sache. Wer sehr viel Bier trinkt, der muss sich über seine kontinuierlich wachsende Statur auch nicht sonderlich wundern. Wenn man aber nicht zu denen gehört, die sich alltäglich eine halbe Kiste Bier oder mehr zuführen, dann sieht die Sache mit dem Alkohol und dem Gewicht schon etwas anders aus. Es gibt eine reichliche Zahl von Studien, die zu dem Ergebnis gekommen sind, dass ein moderater Alkoholkonsum und Übergewicht offenbar wenig miteinander zu tun haben.

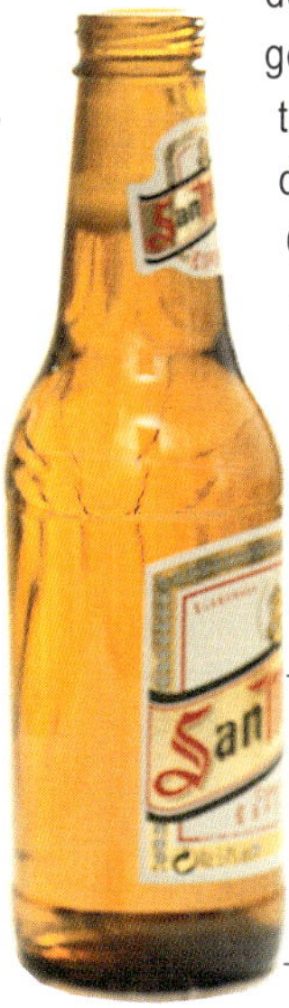

Mit etwa drei Gläsern Bier pro Tag kann man sein Infarktrisiko um bis zu 30 Prozent senken.

Die Qualität macht den Unterschied

Bei den Recherchen zu diesem Kapitel bin ich auf ein Phänomen gestoßen, unter dem über kurz oder lang wohl jeder von uns einmal leiden muss. Es handelt sich um ein Tier. Eine weit verbreitete Spezies, die aber immer noch nicht richtig erforscht ist: Es handelt sich um den gemeinen Kater. Selbst ich als sehr gemäßigte Trinkerin von Alkohol bin ihm hier und da schon begegnet, und es waren ziemlich unangenehme Begegnungen: Schwindel, Übelkeit und bohrende Kopfschmerzen am Morgen nach einem feucht-fröhlichen Abend. Diese Symptome nennen sich im Fachjargon „Post-Intoxikations-Syndrom“ – der Volksmund nennt sie schlicht und einfach „Kater“. Dieser Zustand ist sicher einer der überflüssigsten Zustände, in denen man sich befinden kann, aber die kurzfristige Rache des Körpers für den Übermut des Geistes ist nun mal so.

Ein unerforschtes Phänomen

Dennoch hat sich die Wissenschaft bislang noch kaum ernsthaft der Erforschung dieses massenhaft auftauchenden Phänomens angenommen. Dementsprechend ist es bis heute zumindest wissenschaftlich nicht völlig geklärt, welche Getränke und welches Konsumverhalten uns den schlimmsten „Brummschädel“ bescheren. In profilierten Trinkrunden ist man sich jedoch darüber einig, dass es in erster Linie die leichtfertige Vermischung verschiedener alkoholischer Getränke ist, die den Kater hervorruft.

INFO

Moderates Trinken macht nicht dick!

Unser so genannter gesunder Menschenverstand sagt uns erst einmal Folgendes: Wer diese Kalorien einfach weglässt, müsste bei gleichem Essverhalten logischerweise abnehmen. Das ist eine einleuchtende Milchmädchenrechnung. Aber so altbekannt, selbstverständlich und plausibel uns diese Weisheit auch erscheinen mag – bei einer moderaten Zufuhr von Alkohol, am besten in Form von Rotwein, ist diese Weisheit falsch.

Untersuchungen an Hunderttausenden von Menschen haben ergeben, dass sich bei der Mehrheit kein oder sogar ein umgekehrter Bezug zwischen Alkohol und Körpergewicht findet. Und das heißt: Die Leute, die weniger als mäßig trinken, wiegen statistisch betrachtet mehr als die Genießer, die sich auch noch ein, zwei Gläschen Chianti zur Pasta oder zum Osso bucco gönnen. Grundsätzlich gilt aber wohl, dass Bier bei gleich dosierter Alkoholmenge mehr „ansetzt“ als Wein.

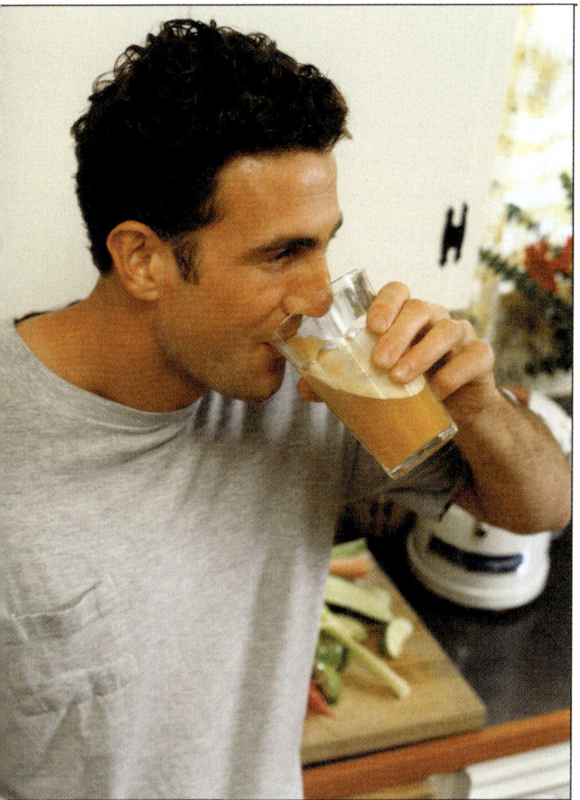

Nach einer feucht-fröhlichen Nacht hilft oft ein kräftiger Vitaminstoß, um den Kater zu bekämpfen.

Nehmen wir nun einmal an, wir gehörten nicht zu denen, die wahllos verschiedene Alkoholsorten durcheinander saufen; nehmen wir an, wir würden als medizinisch informierte und kluge Verbraucher ein paar Gläser guten Rotweins trinken.

„Da fängt's ja schon an!", rufen die Zweifler nun wieder. „Was heißt hier eigentlich gut? Und was soll das überhaupt kosten? Eben! Genau! Haha! Als Otto Normal kann ich mir nicht jeden Tag eine Flasche zu 100 Mark reinziehen. Ja, wo leben Sie denn?!"

Gut heißt nicht teuer

Entspannen Sie sich bitte, und nehmen Sie einen bedächtigen Schluck aus Ihrem Rotweinglas. „Gut" bezieht sich hier auf den Geschmack, den Duft, die Struktur etc., die ein wohlschmeckender Wein haben sollte. Die gesundheitsfördernden Wirkstoffe sind, soweit ich informiert bin, auch in günstigeren Weinen vorhanden. Mitunter ist der Anteil sogar noch höher. Aber für fünf Mark kriegt man nun mal keinen brauchbaren Wein. Legen Sie noch ein paar Mark drauf, und Sie tun sich selbst einen großen Gefallen. Ich habe schon oft und immer wieder die Erfahrung gemacht, dass man in den Weingeschäften für 15 Mark schon einen sehr angenehmen Wein zum Essen einkaufen kann. Wer Glück hat, kann auch mal ein Schnäppchen machen und findet für ganze zwölf Mark einen prima Spanier.

Meiden Sie Glykol

Aber es muss andererseits nicht unbedingt ein billiger oder gar gepanschter Wein sein – etwa mit Zucker oder Glykol versetzt –, der dem Zecher das Schädelweh bereitet. Manche Leute sollen zwar auch gepanschtes Zeug klaglos vertragen, sagen die Wissenschaftler, aber ohne Not sollte man sich so etwas nicht zumuten. Doch es gibt auch Menschen, die generell negativ auf die Wirkstoffe des Weins reagieren – dann ist Wein eben nichts für sie. Wenn diese Unverträglichkeit physiologisch bedingt ist, muss man leider auf den Wein verzichten, weil es medizinisch sinnvoll ist.

Wie entsteht der „Kater“?

Bis heute sind sich die Wissenschaftler, die sich mit dem Phänomen befassen, noch keineswegs darüber klar, welche Stoffe in den Getränken den Kater eigentlich verursachen. Da gibt es etwa die Theorie vom Fuselöl. Fuselöle sind in alkoholischen Getränken in unterschiedlichen Anteilen vorhanden. Spitzenreiter im Fuselanteil ist der Bourbon-Whiskey mit 0,31 Prozent. Wein schneidet hier mit einem Fuselanteil von etwa 0,04 Prozent deutlich besser ab. Aber es gibt Menschen, die eine Menge Alkohol mit einem hohen Fuselanteil wie Bourbon-Whiskey katerfrei vertragen, dafür aber nach zwei Gläsern Wein Migräne bekommen. Deswegen finde ich die „Fuselöl-Theorie“ keineswegs stichhaltig.

Außerdem finden sich bei den Weinen die meisten Fuselöle in den besonders geschätzten und etwas teureren Weinen, während die preisgünstigeren Weine nur geringe Mengen dieser Begleitstoffe enthalten. Nach meiner Erfahrung machen aber gerade die billigen Weine Kopfschmerzen, egal, wie viel Fusel im Wein ist.

Den Ursachen auf der Spur

Es gibt eine sehr volkstümliche Katertheorie, die allerdings auch von Wissenschaftlern anerkannt wird. In dieser Theorie ist ein Stoff namens Methanol der Übeltäter. Die Leber verarbeitet ihn zu Ameisensäure, einer ziemlich giftigen Substanz, und die verursacht den Brummschädel, der auch dann noch brummt, wenn der Trinker längst wieder nüchtern ist. Das Gegenmittel: Wärmen Sie den gestrigen Rausch einfach mit einem Gläschen wieder auf. Mit einem. Durch die erneute Alkoholzufuhr werden die Enzyme vom Methanol abgelenkt und befassen sich mit der Ameisensäure, die sie erst mal in Ruhe abbauen. Der Kater verschwindet, und danach kümmern sich die Enzyme wieder um das restliche Methanol. Aus dem gleichen Grund werden auch Methanolvergiftungen mit Alkohol therapiert.

Es gibt auch die Theorie vom „Flüssigkeitsverlust“ durch zu viel Alkohol: Alkohol wirkt stark harntreibend, deshalb muss man

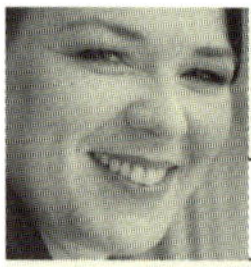

MEIN TIPP

Brausetabletten und frische Luft!

Mir persönlich hilft bei einem „Katerangriff“ ein Spaziergang an der frischen Luft, aber die ist in Berlin oder Köln auch nicht immer vorhanden. In einem solchen Fall funktionieren Brausetabletten aus der Apotheke sehr gut. Wenn man keine hat und auch keine kriegen kann, wirkt die Brühe in den Gläsern mit Gewürzgurken hervorragend. Man trinkt ein oder zwei tüchtige Gläser davon, und nach einer gar nicht langen Weile ist der Kater wie weggeblasen. Die beste Therapie ist meiner Erfahrung nach jedoch, noch am gleichen Abend vor dem Zubettgehen zwei dieser Brausetabletten zu nehmen.

öfter mal aufs gewisse Örtchen. Der Körper nun reagiert darauf mit dem Entzug von Wasser aus den Organen. Die Folge davon wiederum ist der Brummschädel auf Grund von Wassermangel im Gehirn. Daher ist es eine gute Therapie, viel Mineralwasser zu trinken.

Flavonoide als wertvolle Antioxidanzien

Natürlich wäre es sehr interessant, wenn man wüsste, welche der Weine denn die meisten der gesundheitsfördernden Stoffe beinhalten. Man vermutet, dass die so genannten Flavonoide als Antioxidanzien für die positiven Wirkungen verantwortlich sind. Also versuchten die Wissenschaftler herauszufinden, welche Weine in dieser Hinsicht die besten seien. Man fand heraus, dass die Weine einen ziemlich unterschiedlichen Gehalt an Flavonoiden besitzen – doch die Milchmädchenrechnung, nach der die gesundheitsmäßig besten Weine die mit viel Flavonoiden sein müssten, ging nicht auf. Die Untersuchungen zeigten, dass bestimmte Weine zwar reich an bestimmten Flavonoiden sind, dafür aber nur geringe Anteile von anderen besitzen. Und da man zurzeit noch nicht weiß, welchen Flavonoiden der Herzschutz zu verdanken ist, lassen sich auch keine sinnvollen Empfehlungen geben. Hinzu kommt auch noch, dass innerhalb der verschiedenen Jahrgänge des gleichen Weins erhebliche Unterschiede im Flavonoidgehalt festgestellt wurden, was die Entscheidung nicht gerade leichter macht. Deswegen sollten Sie sich unter dem Aspekt der Gesundheit weder auf eine bestimmte Weinsorte noch auf einen bestimmten Jahrgang festlegen. Am besten fährt nach Ansicht der Experten, wer möglichst viele verschiedene Weine probiert.

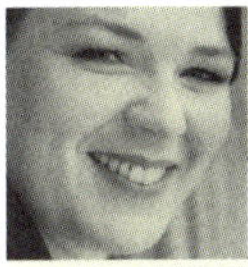

MEIN TIPP

Kapseln mit Rotweinextrakt

Und was sollen diejenigen tun, die aus gesundheitlichen Gründen überhaupt keinen Wein trinken dürfen? Oder einfach keinen vertragen? Müssen sie auf die gesundheitsfördernden Wirkungen des Rebensafts völlig verzichten? Nein, das müssen sie nicht, ihnen entgeht lediglich der Genuss, den ein gutes Glas Wein bereitet. Denn anstatt zum Weinhändler zu gehen, müssen sie den Apotheker aufsuchen und nach Kapseln mit Rotweinextrakt fragen. Diese Kapseln enthalten keinen Alkohol, aber in ihnen sind die gesundheitsfördernden Inhaltsstoffe des Rotweins konzentriert. Es gibt diese Präparate unter verschiedenen Namen, und eine Kapsel enthält die Vital- und Schutzstoffe von zwei Gläsern Rotwein.

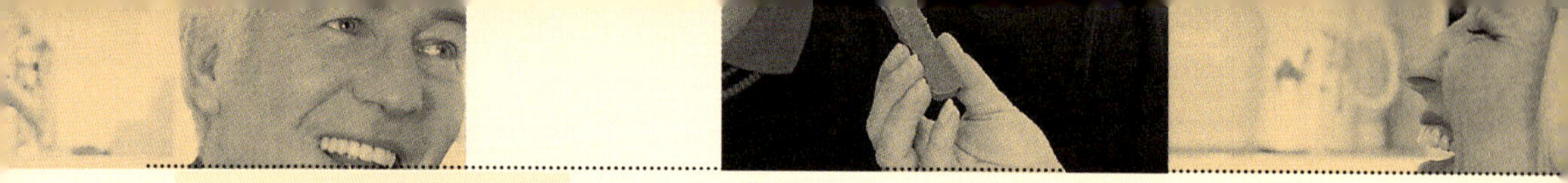

Machen Sie den Test

Wenn Sie folgenden kleinen Test ehrlich beantworten, werden Sie wissen, ob Ihr Essverhalten bereits gestört ist oder ob Sie ein wirklicher Gourmet mit gesunder Esslust sind.

1 Sind Sie der Meinung, zu dick zu sein, obwohl die meisten Menschen Ihrer näheren Umgebung finden, Sie seien zu dünn?
- Ja, aber aus Komplimenten mache ich mir nichts.
- Nein, ich denke, dass meine Freunde meine Figur richtig einschätzen.

2 Haben Sie das Gefühl, dass die meisten Menschen attraktiver, schlanker und tüchtiger sind als Sie selbst?
- Ja, und ich empfinde das als große Belastung.
- Nein, jeder hat seine individuellen Stärken und Schwächen.

3 Kontrollieren Sie Ihr Gewicht sehr streng?
- Ja, ich habe Angst, zu viel zu essen.
- Nein, mein Gewicht interessiert mich nicht so sehr.

4 Schwankt Ihr Gewicht häufig?
- Ja, und das Ergebnis des Wiegens beeinflusst maßgeblich meine Stimmung.
- Nein, mein Gewicht bleibt plusminus ein paar Prozent konstant.

5 Kennen Sie das „Frustessen", die Kompensation von Niederlagen und Enttäuschungen durch Essen?
- Ja, Essen hilft mir gegen Stress und negative Gefühle.
- Nein, ich belohne mich lieber mit einem guten Essen.

6 Haben Sie sich in der letzten Zeit weniger gegönnt?
- Ja, denn wahre Größe liegt im Verzicht.
- Nein, wenn immer es geht, lasse ich es mir gut gehen.

7 Denken Sie oft ans Essen?
- Ja, schließlich muss ich die Kalorienzufuhr genau berechnen.
- Nein, aber gerne.

8 Essen Sie häufiger in unregelmäßigen Abständen?
- Ja, manchmal habe ich einen solchen Heißhunger, dass ich einfach direkt aus dem Kühlschrank essen muss.
- Nein, ich bemühe mich um einen geregelten Tagesablauf, in den die Mahlzeiten integriert sind.

9 Passiert es Ihnen häufiger, dass Sie Mahlzeiten nach dem „Alles-oder-nichts-Prinzip" einnehmen?
- Ja, manchmal zügele ich meinen Appetit und beschränke mich auf einen halben

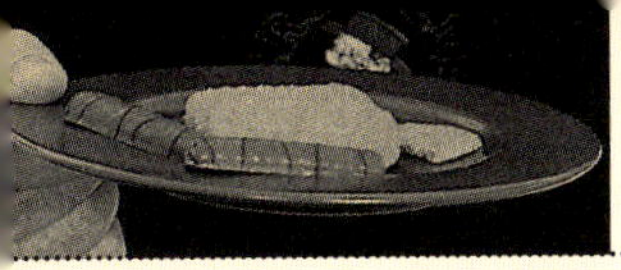

Becher Jogurt, dann gibt es aber wieder Augenblicke, in denen ich denke, jetzt ist sowieso alles egal, und verschlinge, was ich an Essbarem finden kann.

- Nein, ich esse, wenn ich Hunger habe, und so viel, bis ich satt bin.

10 Haben Sie den Eindruck, sich schon länger nicht mehr richtig hungrig oder richtig satt gefühlt zu haben?

- Ja, dafür verspüre ich oft ein unangenehmes Völlegefühl und das Bedürfnis, das Essen so schnell wie möglich wieder loszuwerden.
- Nein, ich habe fast vor jeder Mahlzeit richtigen Hunger und mag es, hinterher gesättigt zu sein.

11 Macht Ihnen der Gedanke an ein üppig beladenes Büffet Angst?

- Ja, bei einem großen Angebot verliert man schnell Übersicht und Kontrolle.
- Nein, eine schöne Schlemmerei macht schließlich Spaß.

12 Ist es Ihnen unangenehm, mit anderen an einer gemeinsamen Mahlzeit teilzunehmen?

- Ja, ich fühle mich beobachtet.
- Nein, Essen und Kommunikation gehören zusammen.

13 Plagt Sie schlechtes Gewissen, wenn Sie süße oder fette Speisen zu sich genommen haben?

- Ja, schließlich habe ich die Beherrschung verloren.
- Nein, warum?

14 Unterscheiden Sie zwischen „erlaubten“ und „verbotenen“ Speisen?

- Ja, es ist wichtig, sich an Ernährungspläne zu halten und zu kontrollieren.
- Nein, ich greife gerne spontan zu Lebensmitteln, auf die ich Lust habe.

Wenn Sie alle Fragen mit „nein“ beantworten konnten, dann sind Sie von ausgezeichneter psychischer Stabilität und ein sinnenfroher und vernünftiger Esser. Haben Sie vier oder fünf Fragen mit „ja“ beantwortet, dann sind Sie offenbar mit Ihrer derzeitigen körperlichen Verfassung nicht ganz zufrieden – passen Sie auf, dass diese Unzufriedenheit nicht von Dauer ist. Denn dann werden Sie in absehbarer Zeit etwa die Hälfte der Fragen mit „ja“ beantwortet haben, was bereits auf ein reichlich zerrüttetes Verhältnis zum Essen und damit zu sich selbst hindeutet. Konnten Sie mehr als der Hälfte der Fragen zustimmen, so ist das zwar noch kein Anlass zur Panik. Sie sollten sich allerdings professionelle Hilfe und Beistand suchen, damit Sie Ihr inneres Gleichgewicht finden.

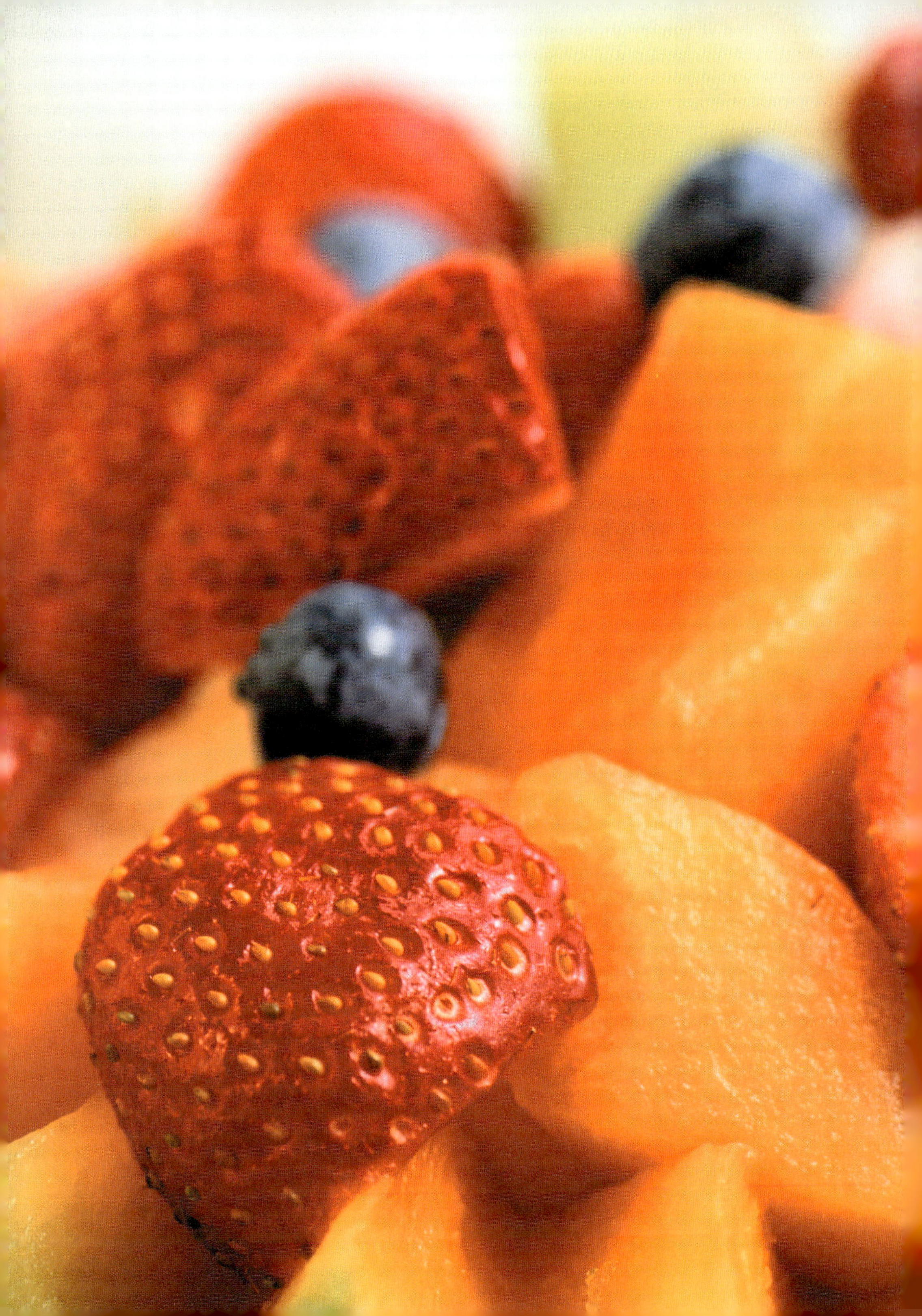

Viel zu oft schlingen wir unser Essen hinein. Das ändert sich, wenn Sie jeden Bissen auf der

5 Goldene Regel – Bewusst essen und genießen

Zunge zergehen lassen. Plötzlich werden sich in Ihrem Mund Aromen entfalten, die Ihnen beim hastigen Essen niemals aufgefallen sind.

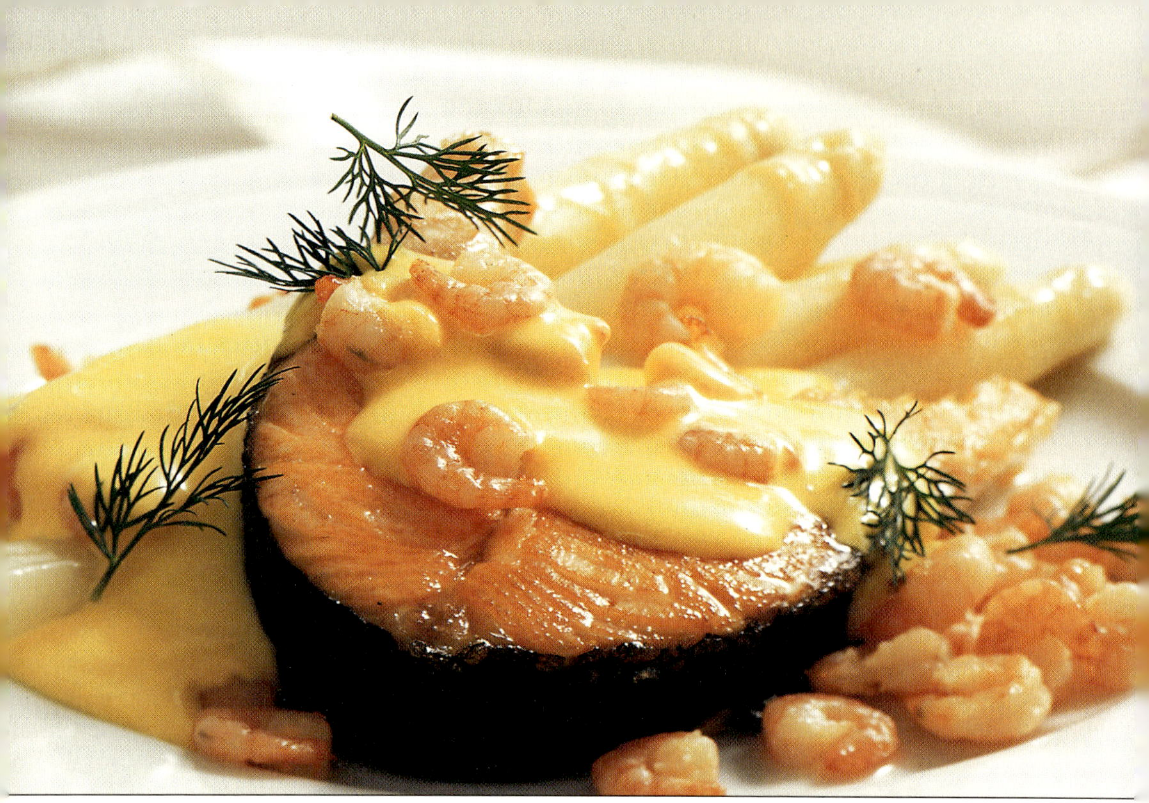

Genuss, ganz ohne Reue

Dick ist nicht gleich dick: Es gibt zwei Arten von so genannten Dicken. Da sind auf der einen Seite die von Natur aus etwas kräftigeren Menschen, deren Wohlfühlgewicht eben einige Kilogramm über der fragwürdigen „Norm" liegt, die uns vom Interessenverband der Ernährungspäpste und Schlankheitsverkäufer vorgegeben wird. Und es gibt die eher kränklich Dicken, die ihr Übergewicht einer ungesunden Lebensweise verdanken.

Eine ähnliche Unterscheidung kann man auch bei den Schlanken treffen. „Schlank" ist nicht gleich „schlank". Denn es gibt da einen ganz bedeutenden Unterschied. Man muss nämlich zwischen „Natur-Schlanken" und „Kunst-Schlanken" differenzieren! Die Letzteren könnte man auch „Zwangs-Schlanke" nennen oder „Arbeits-Schlanke". Den von Natur aus Schlanken ist all das, worunter die Molligen und Dicken leiden, völlig fremd. Sie behalten ihre Figur, ohne überhaupt über sie nachzudenken. Diese Natur-Schlanken essen Fastfood mit dem gleichen Appetit, wie sie knackige Salate, Sahnetorten oder Knäckebrot mit Kräuterquark essen. Das Einzige, worauf es ihnen ankommt, ist die Frage, ob sie gerade Lust haben, so etwas zu essen – ohne sich vorher zu informieren, wie viele Kalorien darin enthalten sind.

Diät – was ist das?

Sie haben einfach ein völlig natürliches, unkompliziertes Verhältnis zum Essen, Sie haben keine Ahnung von gesunder Ernährung, und Diäten kennen Sie nur vom Hörensagen – falls Sie nicht mit einem Opfer der Abspeckmafia bekannt oder gar liiert sind. Diese „Natur-Schlanken" haben ganz einfach das Glück, dass ihre genetische Ausstattung und ihr natürliches Essverhalten es ihnen ermöglichen, dem westlichen Schönheitsideal weitgehend problemlos zu entsprechen – ohne irgendetwas dafür zu tun!

Ganz anders die „Kunst-Schlanken": Sie sind eigentlich nur getarnte Dicke, die ihr ganzes Leben lang tagtäglich sehr hart daran arbeiten müssen, dass ihre Tarnung nicht auffliegt. Sie starren auf die Waage wie das Kaninchen auf die Schlange, und die Zahl auf der Anzeige bestimmt darüber, wie schlecht sie sich fühlen. Sie sind immer ein wenig hungrig und voller Sehnsucht nach einem Leben, in dem es für sie möglich wäre, gleichzeitig viel zu essen und schlank zu bleiben.

Essen als Problem

Dieser eher absurde, durchaus zwanghafte Gedanke spukt im Kopf jedes Diätgeschädigten herum. Das liegt daran, dass über kurz oder lang jegliches natürliche Verhältnis zum Essen verloren geht. Essen wird zum Problem! Man hungert sich durch ein Leben, dessen Kargheit und Öde nur hier und da mal durch mehr oder minder ausgiebige Fressanfälle gemildert wird – für die sich der „Kunst-Schlanke" dann tagelang in Grund und Boden schämt. Dann hungert er wieder bis zur nächsten Todsünde. Und irgendwann verbraucht solch ein „Arbeits-Schlanker", so ein getarnter Dicker, fast seine gesamte Lebensenergie dafür, dem von der Schlankheitsindustrie erfundenen Schönheitsideal hinterherzuhecheln. Was also soll ein Mensch tun, der nicht zu den genetisch Dünnen gehört, zu den Natur-Schlanken, für die es nie Gewichtsprobleme geben wird? Wenn wir unseren so genannten gesunden Menschenver-

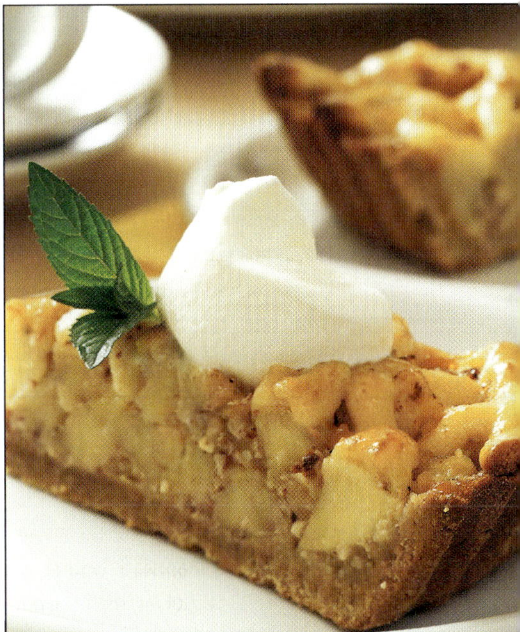

Verzichten Sie nicht auf diese köstliche Leckerei, denn Sie wissen ja: Diäten machen dick!

stand mal wieder bemühen wollen, können wir feststellen, dass es wohl nur drei Möglichkeiten gibt, das Problem anzugehen.

Wahllos in sich hineinfuttern?

Die erste Möglichkeit: Man ignoriert die ganze Angelegenheit einfach und kümmert sich einen feuchten Staub darum, wie viel man wiegt. Man futtert einfach, ohne sich irgendwelche Gedanken zu machen, bewegt sich wenig, weil man keine Lust dazu hat oder es schwer fällt – und wird so Jahr für Jahr immer dicker und unförmiger. Ich glaube, das ist eine ziemlich schlechte Lösung. Man lebt zwar nicht im Diätwahn und muss sich daher nicht quälen und schinden – aber das ist auch der einzige Vorteil.

Denn wer bei 1,65 Metern Höhe 90 Kilo wiegt, der führt auf andere Weise ein beschwerliches Leben. Wenn ich mir nur vorstelle, dass ich mich mit 90 Kilo die fünf Stockwerke zu meiner Wohnung hochschleppen müsste, wird mir ganz anders. Natürlich gibt es Menschen, die aus gesundheitlichen Gründen dick sind. Aber die sind hier nicht gemeint. Ich meine die wirklich Dicken, die durch eine völlig undisziplinierte und besinnungslose Lebensweise zu solchen geworden sind.

Wenn Sie auf diesem Schiff segeln, dann sind Sie wahrlich auf dem falschen Trip. Sie hecheln zwar nicht dem von der Schlankheitsindustrie verordneten Schönheitsideal hinterher – aber wollen Sie sich wirklich zu einem Nilpferd entwickeln? Sie zahlen nicht nur einen gesundheitlichen Preis dafür. Sie führen nicht nur ein beschwerliches Leben mit Ihrem extremen Übergewicht. Doch es kommt noch etwas dazu: Sie zahlen auch noch einen sehr, sehr hohen emotionalen Preis dafür, dass Sie nicht wissen, wie man sich lustvoll ernährt, ohne unförmig zu werden: Sie werden sich irgendwann nicht mehr leiden können. Nicht unbedingt, weil Sie sich immer öfter einreden, Sie sähen bald wie ein Nilpferd aus. Nein, Sie werden sich für Ihre Unfähigkeit und Ignoranz hassen, die Sie eben zum Nilpferd werden ließen. Werden lassen. Werden lassen könnten.

Die Tortur mit den Diäten

Die zweite Möglichkeit: Sie essen nicht, was Sie wollen, sondern halten irgendeine Diät. Sie frustrieren Leib und Seele, um dem besagten Schönheitsideal hinterherzuhecheln. Und weil Sie – wenn Sie's überhaupt schaffen – nur eine „Kunst-Schlanke“ oder ein „Kunst-Schlanker“ sein werden,

INFO

Es kommt ganz allein auf Sie an!

Überprüfen Sie Ihre Essgewohnheiten. Wer gedankenlos isst oder sich gar voll stopft, der braucht sich am Ende wirklich nicht zu wundern. Ich hoffe, Sie nehmen mir das Bild mit dem Nilpferd nicht übel. Aber so gesehen ist ein Elefant auch nicht schöner. Oder eine prächtige, braunweiß gefleckte Almkuh mit glänzend prallem Bauch. Oder doch?

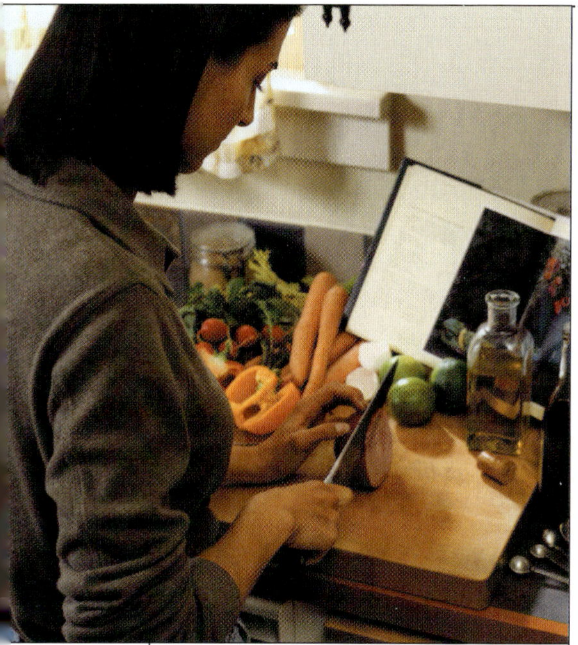

Weder die Dauerdiät noch das wahllose Daueressen können die Lösung sein. Lernen Sie wieder den bewussten Umgang mit dem Essen.

müssen Sie Ihr Leben im ständigen Kampf gegen Ihre Natur führen. Ein hartes, karges, zutiefst unkomfortables Leben. Zehn Kilo runter, zwölf Kilo rauf. Acht Kilo wieder runter, elf wieder rauf. Tja. Aber darüber sind wir ja inzwischen ausführlich informiert und wissen, dass man sich mit Diäten nur die Lust am Leben vermiest.

Bewusstes und vernünftiges Essen

Die dritte Möglichkeit: Bewusster essen, und alles, was man isst, genießen. Mir scheint das die einzige Möglichkeit zu sein, wenn man die Freude am Essen und am Leben behalten will. Das sollten sich sowohl die unbewussten Futterer als auch die hochbewussten Diätfreaks klarmachen. Für die Futterer ist der Weg zu einem vernünftigen und genussvollen Essstil eigentlich gar nicht schwierig. Man muss eigentlich nur gründlich nachdenken. Bei den Diätgeschädigten ist es vielleicht etwas problematischer, weil mitunter eine regelrechte Ideologie oder gar Sucht dahinter steckt – aber es ist trotzdem viel leichter, als Sie sich wahrscheinlich gerade einreden werden, weil Sie in Ihrer Diätmentalität befangen sind.

Beiden „Esstypen", dem unbewussten Futterer und dem hochbewussten Diätfreak, ist eines gemeinsam: Sie haben den natürlich-lustvollen Bezug zum Essen verloren. Der Futterer stopft sich wahllos voll und verdrängt dabei, dass er meist nicht isst, weil er Hunger hat, sondern weil er mit dem Essen die Widrigkeiten des Lebens kompensiert. Und der Diätler kann überhaupt nicht mehr normal essen. Bei ihm ranken sich 1000 Regeln und Bestimmungen um die „Nahrungsaufnahme", nichts entspricht dem Lustprinzip, alles ist Zwang. Und es gibt auch 1000 Gründe, diese Vorschriften immer wieder zu brechen.

Wer also seinen Umgang mit dem Essen ebenso vernünftig wie genussvoll gestalten will, sollte sich meiner Ansicht nach drei Fragen beantworten:

- WARUM esse ich?
- WAS esse ich?
- WIE esse ich?

Essen als Kompensation

Fangen wir einmal mit der ersten Frage an: Warum esse ich jetzt etwas? Essen Sie vielleicht jetzt gerade etwas, obwohl Sie eigentlich gar keinen Hunger haben? Dieses Problem haben in erster Linie die Menschen vom ersten Esstypus, die unbewussten Futterer. Aber auch Diätler dürfen sich angesprochen fühlen, denn immerhin versündigen sie sich ja häufig gegen ihre heiligen Gesetze. Und es gibt eine Menge Gründe, „unbedingt" etwas essen zu „müssen", die rein gar nichts mit körperlichem Hunger zu tun haben.

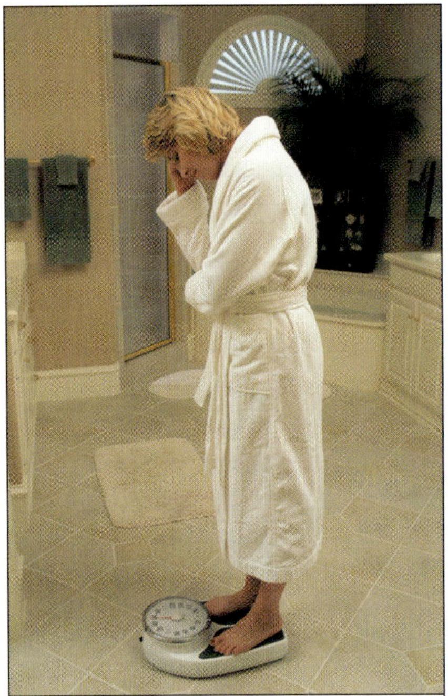

Frustessen macht sich sofort auf der Waage bemerkbar. Ein hoher Preis, den man schließlich dafür zahlt.

Essen ist wie Liebe: Ich möchte in den Arm genommen werden. Ich brauche Wärme und Zärtlichkeit. Wie schön wäre es, wenn mich jemand in den Arm nähme oder mich in eine warme, flauschige Decke hüllen würde. Jetzt wäre aber auch ein schönes heißes Essen gut! Genau! Wenn mich schon niemand in den Arm nimmt, dann sollte ich wenigstens irgendetwas essen.

Essen ist wie eine Beruhigungspille: Ich bin blöd angeredet worden, und jetzt bin ich verletzt und fühle mich elend. Vielleicht löst sich der Kloß in meinem Hals in Wohlgefallen auf, vielleicht verschwindet der Schmerz, wenn ich mir mal so richtig den Bauch voll schlage. Oder ich bin wütend, so wütend, dass ich am liebsten explodieren würde.

Essen gegen das Chaos: Dieser ewige Stress! Mir steht das Wasser bis zum Hals, ich ersaufe in Arbeit und brauche dringend einen Rettungsring. Vielleicht kann ein Stück Torte verhindern, dass ich völlig im Chaos der Arbeit untergehe.

Essen gegen die Langeweile: Ich weiß nicht, wohin ich gehen könnte, und weiß nicht, was ich machen soll. Ich fühle mich einsam. Ich langweile mich einfach schrecklich. Also, was stelle ich jetzt an? Genau! Ich werde etwas essen. Oder essen gehen.

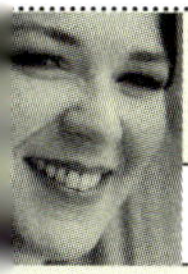

MEIN TIPP

Essen Sie nur, wenn Sie Hunger haben!

Kämpfen Sie vor allem gegen die kleine Verfressenheit zwischendurch – denn Sie haben ja überhaupt keinen Hunger! Deshalb essen Sie also logischerweise aus anderen Gründen – was immer höchst zweifelhaft ist. Wenn Sie mittags mit Genuss und Vernunft gegessen haben, können Sie um 15 Uhr überhaupt nicht so hungrig sein, dass Sie jetzt unbedingt ein großes Stück Buttercremetorte zum Kaffee haben müssen. Und was eigentlich noch schlimmer ist: Durch die kleine Verfressenheit zwischendurch kann sich kein wirklicher Appetit, kein echter Gusto auf ein gutes Abendessen einstellen, denn dazu gehört ein gesunder Appetit, und der kann sich nur entwickeln, wenn zwischen zwei Mahlzeiten ein paar Stunden „Fastenzeit" liegen.

„Frustessen" macht dick

Tja, es ließen sich auch noch eine Menge andere Zusammenhänge auflisten, in denen der Mensch isst, ohne großen oder kleinen Hunger zu verspüren. Aber wer so verfährt, wer mit Essen die Widrigkeiten des Lebens kompensieren will, der wird zwangsläufig dick. Das liegt in der Natur der Sache. Essen aus Frust, als permanenter Ausgleich für anderweitigen Ärger, bringt tüchtig Speck auf die Rippen. Quasi als Schutzschicht, als Rüstung gegen die allfälligen Angriffe des Lebens.

Das hat nichts damit zu tun, dass man sich mit einem guten Essen für etwas belohnt, das man geleistet hat, oder weil man ganz einfach gut drauf ist und so richtigen Appetit auf etwas ganz Bestimmtes hat.

Solch ein Essen ist etwas wesentlich anderes als die „Frustfresserei". Es ist ein freudiges Ereignis, Sie feiern quasi das Leben oder auch sich selbst, wenn Sie wollen – und das ist nun einmal das Gegenteil von einem verzweifelten und wahllosen Hineinschaufeln, weil Sie sich mies fühlen. Dieses „Frustfressen" hat einen grundlegend negativen Charakter. Es ist kein freudiges Genießen, sondern eine Abwehrschlacht gegen das Leben. Eine absurde Abwehrschlacht obendrein: Denn wenn Sie Zuneigung brauchen, sollten Sie nicht losgehen und sich stattdessen zwei Kilo Schweinebraten oder drei Packungen Pralinen kaufen.

Suchen Sie das Gespräch!

Sie sollten sich lieber einem Menschen zuwenden, von dem Sie vermuten, dass er Sie verstehen kann. Und wenn Sie keinen solchen kennen, dann ist es zweifellos sinnvoller, sich auf die Suche zu machen, als sich einsam mit Essen voll zu stopfen. Wäre es nicht auch sinnhafter, wenn Sie der Person, die Sie blöd angeredet hat, die Meinung sagen, anstatt sich frustriert und wütend zwei Stücke Sahnetorte oder ein Riesenschnitzel mit Bratkartoffeln einzuverleiben? – Kurz und gut: Essen als Kompensation, als Ausgleich für die Widrigkeiten des Lebens und anderweitige Defizite, ist kein bewusstes Essen und Genießen, sondern eine unbewusste und permanente Mampferei.

Halten Sie sich auch nicht an irgendwelche überkommenen Ernährungsregeln, die ihren Sinn lange verloren haben. Nehmen wir ein Beispiel: Du sollst frühstücken wie ein Kaiser, zu Mittag essen wie ein Bürger und das Abendmahl eines Bettlers einnehmen. In einer Zeit, in der körperlich schwer gearbeitet wurde und es oft nicht ausreichend zu essen gab, war das zweifellos eine sinnvolle Regel. Wenn nicht genug da war, ging man besser hungrig zu Bett als mit leerem Magen zur Arbeit. In unserer vollautomatischen Industriegesellschaft bringt das Dogma vom großen Frühstück keinen Vorteil mehr. Bei einem Bauarbeiter, der nicht nur mit einer Maschine herumfährt und auf Knöpfe drückt, kann ich mir das noch vorstellen – aber was sollen all die Schreibtischtäter mit einer morgendlichen Kaloriendröhnung?

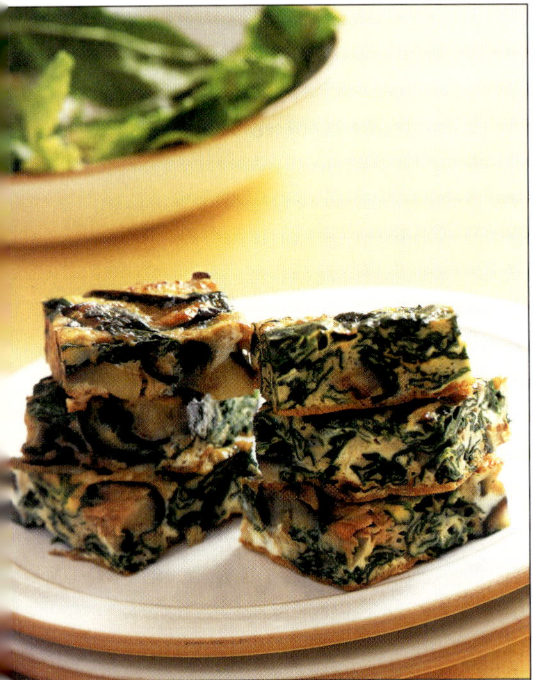

Essen Sie, worauf Sie gerade Lust haben, denn Ihr Körper weiß am besten, was er braucht.

Veränderte Essgewohnheiten

Die Essgewohnheiten hier zu Lande haben sich auch schon entsprechend geändert. Vielen Menschen reicht morgens eine Tasse Kaffee oder Tee. Dafür essen sie abends ausgiebiger. Vielleicht ist es auch eine typisch deutsche Weisheit, denn bei unseren westlichen Nachbarn, die im guten und vernünftigen Essen eine Menge Erfahrung haben, ist ein schweres Frühstück überhaupt kein Thema: Die Franzosen begnügen sich meist mit einer Schale Milchkaffee zum Frühstück, vielleicht ein Croissant dazu, aber sonst nichts. Dafür speist man am Abend gern und ausgiebig. Dass der Verzicht auf ein üppiges Frühstück den Menschen nicht gleich umbringt, beweisen Jahr für Jahr die gläubigen Moslems. Im Fastenmonat Ramadan darf überhaupt erst nach Einbruch der Dunkelheit gegessen werden. Ansonsten und grundsätzlich überhaupt gilt diese Regel: Frühstücken Sie, oder lassen Sie es.

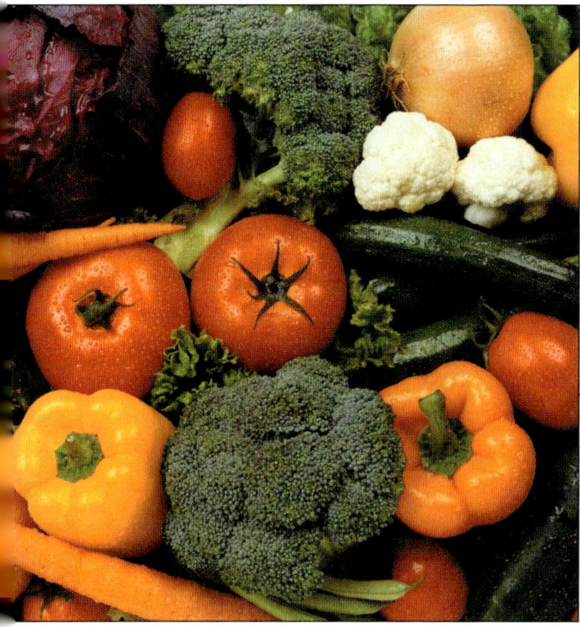

Obst, Gemüse und Fleisch sollte man am besten nicht im Supermarkt, sondern bei den entsprechenden Fachhändlern kaufen.

Von allem etwas, aber nicht zu viel

Kommen wir nun zur zweiten Frage: Was soll ich eigentlich überhaupt essen? Diese Frage ist mit dem Titel dieses Buches klar beantwortet: Essen Sie doch, was Sie wollen! Hören Sie also auf Ihren Bauch und auf Ihr Herz und schalten Sie dazu Ihr Gehirn ein – dann brauchen Sie keine zweifelhaften Abspeckprogramme und selbstquälerischen Diäten, die ja langfristig ohnehin nicht funktionieren.

Und dabei gibt es eine goldene Regel, gewissermaßen ein Naturgesetz der gesunden Ernährung: Von allem etwas, und von nichts zu viel! Denn damit ist erst einmal gesichert, dass Sie genügend von allen lebensnotwendigen Nährstoffen und sonstigen wichtigen Nahrungsbestandteilen zu sich nehmen. Im Weiteren vermindern Sie das Risiko, sich zu viel von eventuell unverträglichen oder gar schädlichen Substanzen zuzuführen. Ihr Speiseplan sollte sich durch Vielfältigkeit und sinnvolle Abwechslung auszeichnen. Und niemand muss sich dabei irgendeinen Stress machen. Sie müssen nicht jeden Tag eine Menge winziger Häppchen von möglichst vielen verschiedenen Dingen essen, um sich ausgewogen zu ernähren. Wenn es Ihnen gelingt, jeweils für den Zeitraum von einer Woche einen abwechslungsreichen Speiseplan zu fahren, liegen sie goldrichtig.

Lebensmittel – auf die Auswahl kommt es an

Wer seine Speisen aus qualitativ hochwertigen Lebensmitteln zubereitet, tut sich in jedem Fall etwas Gutes. Nehmen wir ein Beispiel:

Schweinefleisch, das aus einer gepflegten Züchtung stammt, ist zwar deutlich fetter als mageres Putenfleisch aus einer Industriezüchtung – aber es ist entschieden gesünder. Denn die in Massenhaltung geschundene Industriepute ist eine Chemiebombe, und der Verkauf eigentlich so etwas wie ein chemischer Großversuch an der Bevölkerung. Gönnen Sie sich also etwas Gutes, indem Sie sich davon überzeugen, wo die Ware herkommt. Dazu

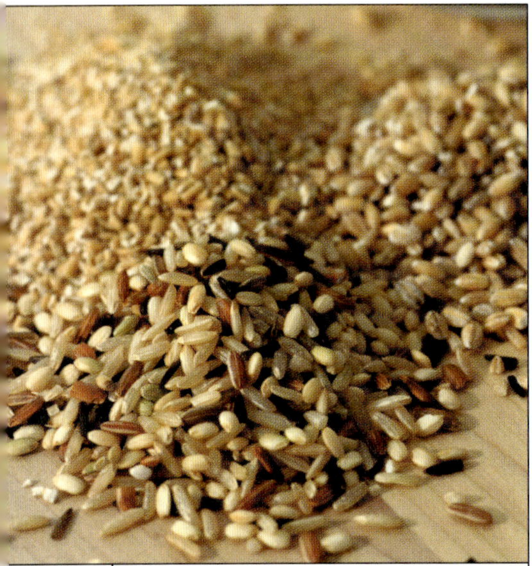

So individuell wie die Menschen sind, so individuell ist auch ihr Speiseplan. Wichtig ist nur, dass es schmeckt.

müssen Sie natürlich nicht zum Züchter selbst hinausfahren, denn ein guter Fleischer kann Ihnen belegen, woher sein Fleisch kommt. Und ein guter Fleischer ist vor allem einer, dem Sie das auch glauben können. Machen Sie sich also die Mühe und finden Sie einen solchen Fleischer. Denn die industrielle Massentierhaltung sollte man nicht unterstützen, und niemand muss unbedingt jeden Tag Fleisch essen. Der alte Spruch „Klasse statt Masse“ bringt die Angelegenheit präzise auf den Punkt. Außerdem: Wer etwas tiefer in den Geldbeutel greifen muss, wird sich ganz automatisch bald überlegen, ob er sich bis weit über die Sättigung hinaus voll stopfen will.

Ihr individueller Speiseplan

Ich habe für mich persönlich folgenden Weg gefunden: Wenn ich selber koche, was leider nicht immer möglich ist, aber doch so zwei- bis dreimal in der Woche, dann gehe ich zu meinem Vertrauensfleischer und kaufe auf dem Markt frische Sachen, mitunter auch im Bioladen. Ich esse, was mir Spaß macht, und wähle mein Essen gleichzeitig mit Vernunft aus. Ich esse zweimal in der Woche Fisch, zweimal Fleisch, meist Geflügel oder auch Lamm, die restlichen drei Tage gibt's dann irgendetwas anderes, reine Gemüsegerichte oder Pasta oder sonst etwas, was mir Spaß macht. Das alles bunt durcheinander gemischt, immer etwas frisches Grünes oder Rotes dazu, das Obst nicht vergessen – dann haben Sie einen perfekten Speiseplan, der nichts Starres und Vorschriftsmäßiges an sich hat, sondern je nach Gusto spontan variiert werden kann. Das ist gesund. Und es macht Spaß!

Fastfood bringt uns nicht gleich um

Ich esse, worauf ich Appetit habe. Und nichts hindert mich daran, auch mal bei McDrive vorbeizufahren und mir einen Burger mit Pommes zu genehmigen. Kein Problem, solange das nicht zur Gewohnheit wird. Und warum sollen diese Fleischklopse eigentlich so ungeheuer ungesund sein? Die Antwort, die man auf diese Frage bekommt, lautet sinngemäß meist so: Dieser amerikanische Schnellfraß ist pappig, lappig, fett und salzig und hat kaum Vitamine. Also grundsätzlich lieber natürliches Fastfood! Einen kerngesunden Apfel und eine Butterstulle mit hausgemachter Bulette statt Hamburger und Pommes. Dagegen spricht gar nichts. Wer lieber Brot und Apfel zur Bulette mag, soll das mit Genuss essen. Aber ob er damit so wahnsinnig viel gesünder isst, sei dahingestellt.

Trotzdem stehen die Hamburger-Ketten unter Beschuss. Das ging so weit, dass sich der große böse Fastfood-Dealer McDonald's genötigt sah, eine Broschüre mit dem Titel „McDonald's und die vernünftige Ernährung" herauszugeben. Meiner Ansicht nach ist das Ganze maßlos überzogen, denn kein Mensch ernährt sich permanent von Big Macs oder Doppelwhoppern.

Der Vergleich fehlt

Für diejenigen unter uns, die Zahlen sehen möchten, gibt es eine Enttäuschung: Es fehlen Studien, die den Gesundheitszustand von Hamburger-Freaks mit dem von Vollwertköstlern vergleichen, die selbst gemachten Kräuter-Tofu-Aufstrich verspeisen. Es gibt auch keine brauchbaren Vergleiche zwischen Ottilie und Otto Normal und den Fans von McDonald's und Burger King. Aber man arbeitet wohl daran, denn man ist auf etwas Interessantes gestoßen. Die Forscher nennen es CLA, (conjuncted linoleic acid), auf Deutsch: konjugierte Linolsäure. Und diese Substanz soll – wie schon so viele vor ihr – vor Krebs schützen. Aber sie hat auch eine geradezu teuflische Eigenschaft, die allen Vegetariern die Tränen in die Augen treiben kann: Es gibt sie in keinem Gemüse, das wir kennen. Dieser Stoff soll bisher nur im Fett der Produkte von und aus Rindern festgestellt worden sein, also in Rindfleisch, Milch, Käse, Jogurt und ähnlichen Dingen. Und besonders viel davon soll in den Hamburgern stecken.

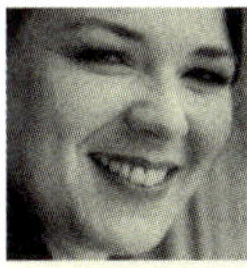

MEIN TIPP

Fangen Sie noch heute mit dem Genießen an!

Gestatten Sie eine Frage: Sind Sie eigentlich Hellseherin? Oder Hellseher? Wissen Sie tatsächlich, dass Sie in einem Jahr noch in der Lage sind, das Leben zu genießen? Fangen Sie lieber heute noch mit dem Genießen an. Sicher ist sicher. Jedes hastig vom Teller heruntergeschaufelte und hinuntergeschlungene Essen ist eine verpasste Chance, sich etwas Gutes zu tun. Man kann dieses bewusstlose Mampfen nämlich nicht rückgängig machen. Wer an einem lauen Sommerabend im Garten oder auf der Terrasse eines Lokals ein gegrilltes Wildlachsfilet mit Gorgonzola-Tomaten lieblos herunterschlingt, der hat sich selbst um den Genuss betrogen.

Lassen Sie sich Zeit beim Essen

Kommen wir nun zur dritten Frage: Wie soll ich essen? Die Antwort ist angenehm einfach, klar und deutlich: Sie sollen mit dem größtmöglichen Genuss essen. Immer, überhaupt und grundsätzlich. Egal, ob Sie selbst kochen, bei Freunden essen, in der Kantine oder im Drei-Sterne-Restaurant.

Ich möchte mich hier nicht als Pessimistin präsentieren, denn ich bin grundsätzlich eine Optimistin, aber der Gedanke beschlich mich eben gerade so: Niemand weiß hundertprozentig, ob die Spagetti ghiotta, die sich dampfend im Teller kringeln und wunderbar nach frischem Knoblauch duften – niemand weiß doch, ob das nicht seine letzten Spagetti mit Sardellen, Oliven, Walnüssen, Kapern, Tomaten, Knoblauch und Petersilie sein werden. Aber der – zugegeben etwas seltsame – Gedanke, dass jede Pasta die letzte Pasta sein könnte, sollte einem klar machen, dass genussvolles Essen hier und jetzt praktiziert werden sollte. Also: Immer nur gute Pasta essen! Und Rotwein dazu trinken! Und bevor ich's vergesse: Zu den Spagetti ghiotta gehört kein Käse!

Nehmen Sie sich für das Essen ebenso viel Zeit wie für ausgedehnte Spaziergänge. Man kann sich bei beidem gut entspannen.

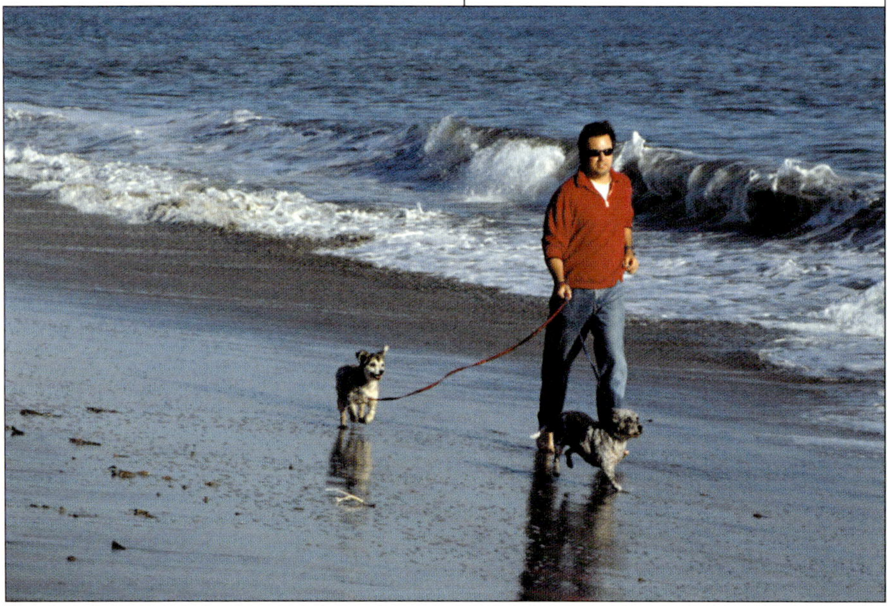

Für Menschen, die den natürlichen Umgang mit diesen schönen Dingen verloren haben, empfiehlt es sich dringend, die eigenen Essgewohnheiten zu überprüfen. Essen ist etwas sehr Schönes und Genussreiches – und das „erledigt" man nicht einfach so nebenher. Und man „erledigt" es vor allem auch nicht „auf die Schnelle".

Warum esse ich?

Wir haben festgestellt, dass viele Menschen aus emotionalen Gründen essen. Sie kompensieren die Widrigkeiten des Lebens durch zu viel an Essen. Es gibt aber auch Menschen, für die ihre Art und Weise zu essen ein Problem ist. Und es ist im Grunde immer das gleiche Problem: Sie nehmen sich keine Zeit, sie sind beim Essen in Gedanken bei der Arbeit, und das ist einfach schlecht. Ein solches Verhalten ist widersinnig. Denn es ist ja, genau genommen, nicht besonders schlau, viel Geld für ein gutes Essen zu bezahlen, das man dann hastig und achtlos verschlingt. Es genügt eben nicht, sich den Seeteufel oder die Wachteln leisten zu können – man muss es auch essen können. Und das heißt: genießen. Außerdem: Schnelligkeit und Achtlosigkeit beim Essen sind eine Beleidigung der Köchin oder des Kochs, die sich mit Ihrem Seeteufel in Safran-Basilikum-Sauce oder Ihren Wachteln mit Rosinen und Pinienkernen sehr viel Mühe gegeben haben. Die Wachteln sollten übrigens mit zwei Gläschen Sherry flambiert werden. Damit Sie sie dann hastig und gedankenlos hinunterschlingen können?

Hast macht dick

Man kann es drehen und wenden, wie man will: Die beiden größten Torheiten beim Essen sind Hast und Achtlosigkeit. Und das Fatale ist: Wer sein Essen hastig verschlingt, nimmt auf die Dauer kräftig zu. Denn ein erstes Sättigungssignal gibt das Gehirn erst nach etwa 20 Minuten ab – und da hat der hastige, hungrige Esser schon die zweite Portion verdrückt. Und das heißt: Er hat sich die doppelte Kalorienmenge zugeführt – nicht etwa, weil er so verfressen wäre, sondern weil er zu hastig isst.

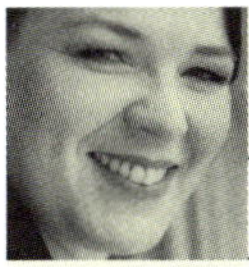

MEIN TIPP

Nichts ist verboten!

Um wie die Natürlich-Schlanken zu essen, sollten Sie von nun an sämtliche Nahrungsverbote abschaffen. Hören Sie nie wieder auf Ratschläge von „Ernährungsberatern". Horchen Sie stattdessen in Ihren eigenen Körper hinein. Er besitzt mehr Kompetenz als all diese Scharlatane zusammen. Jeder Mensch muss für sich selbst erkunden, worauf er momentan Appetit hat, was ihm psychisch und physisch gut tut und schmeckt. Wer Pommes mit Majo essen will, soll Pommes mit Majo essen. Das Gleiche gilt für Schokolade, Bratwürste, Schnitzel, Karpfen, Käse, Eiscreme und überhaupt für alles, was es gibt! Nichts ist verboten.

So viel hier zur Spezies der eiligen Esser. Genuss und Eile passen nun mal nicht zusammen. Beobachten Sie einfach mal die von Natur aus Schlanken. Im Grunde leben diese Menschen nach einem sehr einfachen und vernünftigen Prinzip: Sie essen nur dann, wenn Sie tatsächlich Appetit oder Hunger haben, Sie essen genau das, was Sie wollen, und sie genießen es.

Wagen Sie einen Versuch!

„Ja, aber das geht doch nicht!“, werden Sie nun womöglich einwenden. „Wo soll das denn hinführen?! Da würde ich ja aufgehen wie ein Hefeteig, wenn ich so viel Pralinen essen dürfte, wie ich will!“

Verstehe. Sie haben Bedenken, sich nicht beherrschen zu können und sich Tag für Tag zu überfressen. Aber das ist eine irrationale Angst, die jeder Diätgeschädigte mit sich herumschleppt. Legen Sie also als Allererstes und Wichtigstes Ihre Angst vor den „Dickmachern“ ab! Kaufen Sie ruhig all das ein, von dem Sie meinen, Sie sollten es besser nicht im Haus haben. Zum Beispiel fünf Packungen Walnusseis, die Packung zu einem Kilo. Ich habe das gemacht, als ich mich aus dem Diätwahn befreit habe. Kaufen Sie sich ruhig zehn Schachteln Pralinen! Essen Sie hemmungslos alle auf! Wie? Ihnen wird schlecht? Sie können keine Pralinen mehr sehen? Dann wissen Sie ja, was ich meine: Nach ein paar Tagen verlieren Ihre heiß geliebten Pralinen ganz erheblich an Bedeutung für Sie.

INFO

Überstürzen Sie nichts!

Sie brauchen bei dem Ausstieg aus dem Diätwahn nichts überstürzen! Bloß keine neuen Zwänge aufbauen! Ich weiß selbst, wie schnell man wieder in sein zwanghaftes Denken verfällt, diesem Urübel aller Diätler. Lassen Sie sich Zeit mit der Umstellung auf ein neues, wunderbares und genussreiches Leben. Aber schieben Sie den Ausstieg nicht vor sich her! Das meine ich nicht damit, wenn ich schreibe, dass Sie nichts überstürzen sollen. Fangen Sie so bald wie möglich an! Am besten noch heute!

Ab heute wird alles anders

Warum greifen Sie nicht gleich jetzt zum Telefon und reservieren für heute Abend einen Tisch beim Italiener? Sie wissen schon – der Italiener, bei dem es Ihnen immer so gut geschmeckt hat, bevor Sie in die Diätfalle getappt sind. Rufen Sie jetzt gleich an! Es gibt nichts, was dagegen spricht. Und wenn doch, dann ignorieren Sie es einfach. Essen Sie wieder mal etwas Vernünftiges! Keine in Salzwasser gedünsteten Lauchstreifen an naturbelassenen Tofuwürfeln! Bestellen Sie sich einen Aperitif und studieren Sie die Speisekarte. Aber nicht nur die kleinen Gerichte, von denen Sie vermuten, dass Sie Ihnen nicht auf die Figur schlagen. Lassen Sie das kleinliche Kalorienzählen, das Sie immer ganz automatisch vornehmen. Automatisch, nicht wahr? Vergessen Sie's! Heute werden Sie ganz normal essen und es genießen. Schon allein das ist ein Grund zum Feiern, also gönnen Sie sich auch einen guten Wein dazu. Sie sollten aber nach Ihrer bisherigen Diätquälerei mit der Weinmenge nicht unbedingt übertreiben, denn nach dieser Hungerei vertragen Sie womöglich nicht so viel. Genießen Sie einfach!

Bewusstes Essen und Genießen erspart zweifelhafte und quälende Diäten und Ernährungsratgeber.

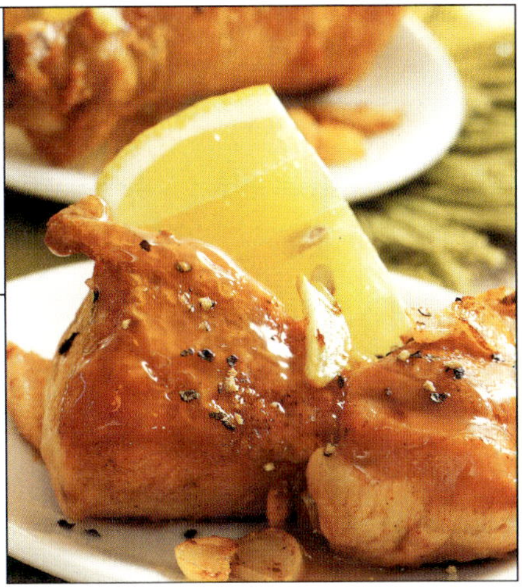

Und wenn Sie sich so umsehen in diesem Restaurant, fallen Ihnen vielleicht die beiden Herren auf, die jeder für sich allein an einem Tisch sitzen.

Der Vorteil des Genießers

Beobachten Sie den etwas dickeren Herrn einmal etwas genauer. Er isst wie ein Essgestörter. Entweder ist er ein Diätler bei der Ausübung einer Todsünde, oder er ist einer von den unbewussten Futterern, einer von den Achtlosen. Er hat so etwas Maschinenhaftes, finden Sie nicht? Und gleichzeitig macht er den Eindruck, als hätte er Angst, jemand anderes könnte sein Essen verspeisen, so eilig hat er es. Wie ein Roboter schaufelt er das Essen mechanisch in sich hinein. Ohne Pause und Unterlass zertrennen die mit einem Besteck versehenen Greifarme den Mailänder Schmorbraten in kleine Stücke, schieben sie ohne Pause in den Mund. Und einen Tisch weiter sitzt der andere Herr. Er isst exakt das Gleiche. Aber er genießt es. Er isst langsam, um die vielfältigen Aromen auszukosten, die dem Roboter bei seinem hastigen Schlingen völlig entgehen. Dieser Mann weiß von Dingen, die dem Zwanghaften am Nachbartisch wahrscheinlich immer verborgen bleiben werden. Er weiß, dass sein Brasato di bue Milanese mit Nelken, Muskat und Rotwein zubereitet wird, und er gibt dem prächtigen Essen und seinem Gaumen die Zeit, die sie brauchen, um die Aromen zu entfalten und aufzunehmen. Dieser Herr ist ein bewusster Esser. Hin und wieder legt er das Besteck aus der Hand, um einen genüsslichen Schluck Wein zu trinken. Er blickt sich um und genießt die Atmosphäre des Lokals. Dann isst er wieder weiter. Langsam, genießerisch und offensichtlich glücklich lässt er sich jeden einzelnen Bissen auf der Zunge zergehen.

So soll es sein. Und so sollten Sie es in Zukunft auch immer machen.

Essen Sie doch, was Sie wollen!
Guten Appetit!

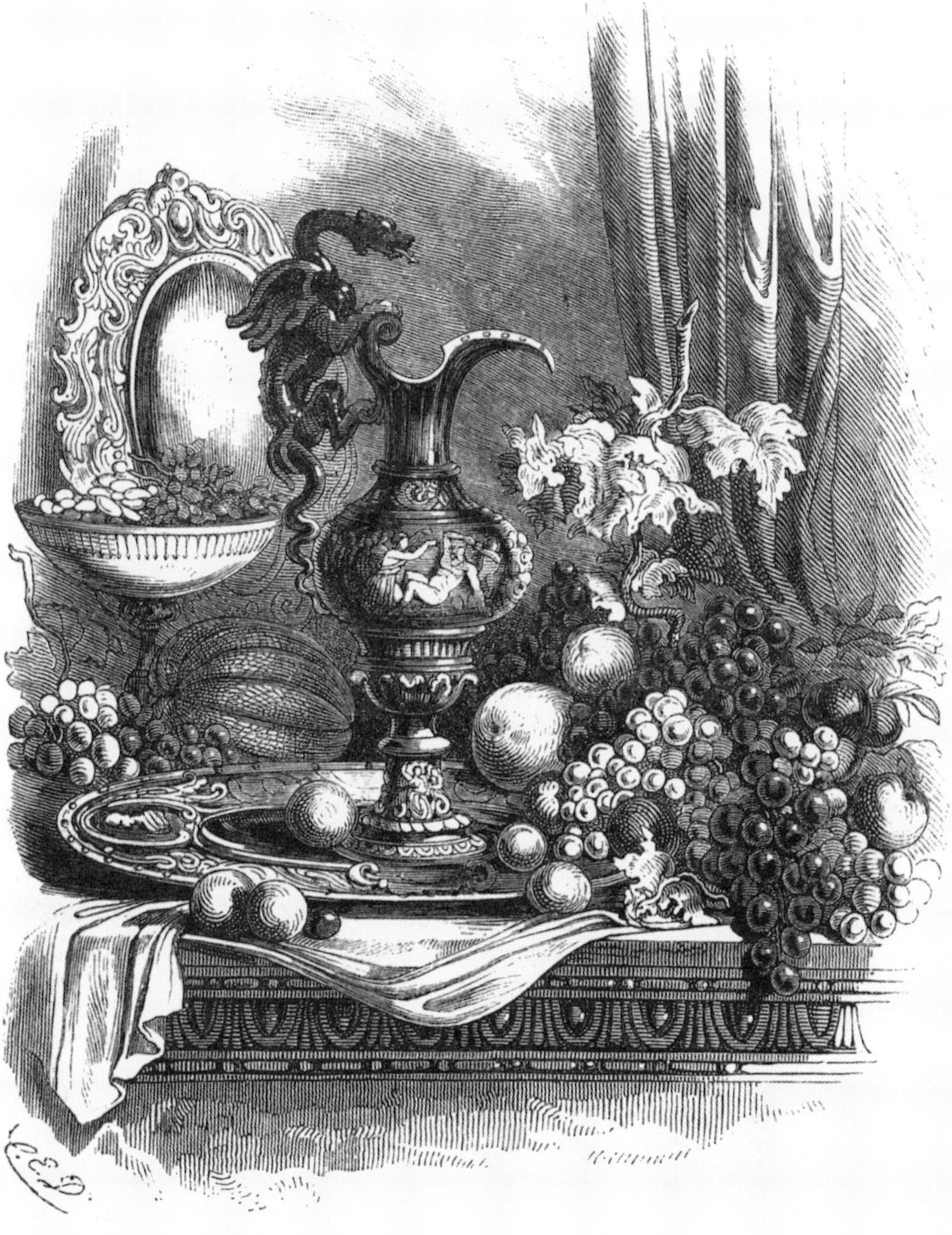

Viele bekannte Persönlichkeiten waren wahre Genießer. Nehmen

6 Kochgeschichten bedeutender Persönlichkeiten

Sie sich daran ein Beispiel und entdecken auch Sie die Lust am Essen.

Aus der Küche bedeutender Personen

Es geht auch ganz anders! Das dachte sich wohl auch Herzog Ludwig der Reiche von Landshut, als er im Jahre des Herrn 1475 ein acht Tage dauerndes Festmahl abhalten ließ. Anlass war die Hochzeit seines Sohnes Georg mit Hedwig von Polen. Seine Köche verarbeiteten bei der – auch heute noch traditionell gefeierten – Landshuter Fürstenhochzeit 3000 Ochsen, 5000 Gänse, über 60 000 Hühner, 80 Wildschweine und Abertausende von Krebsen. Die Krebse aß man damals übrigens roh, nur mit Salz, Pfeffer, Essig und Öl. Und gebechert wurde, was das Zeug hielt: Die Gäste spülten das Hochzeitsessen mit 200 Fässern einheimischem und fast 300 Fässern ausländischem Wein hinunter. Dass es auch damals schon anders ging, möchte ich anhand einer kleinen Auswahl historisch verbürgter Feinschmecker demonstrieren.

Giacomo Girolamo Casanova

Dieser Mann war nicht nur der berühmteste Verführer der Welt, sondern er war überhaupt eine der schillerndsten Figuren, die das 18. Jahrhundert hervorgebracht hat. Der gebürtige Venezianer führte ein höchst bewegtes Leben, das von vielen Höhen und Tiefen geprägt war.

Er war Doktor beider Rechte, Ritter vom Goldenen Sporn und päpstlicher „Protonotar extra urbem“. Obendrein beförderte er sich selbst zum Adeligen und nannte sich „Chevalier de Seingalt“. Darüber hinaus wirkte er als Erfinder und Schriftsteller, Glücksspieler und Mathematiker, Übersetzer und Lotteriedirektor, angehender Priester und Alchimist, Industrieller und Theatergeiger sowie Gesandter und Geheimagent der Inquisition. Außerdem war er Paradeoffizier, Philosoph, „Psychiater“ – und ein großer Feinschmecker: Als er in Paris glaubte, „ein gemachter Mann“ zu sein, soll er mit seinen Soupers sogar die des französischen Hofes übertrumpft haben.

Er war neugierig auf die Spezialitäten der von ihm bereisten Länder und sammelte die Rezepte der Gerichte, die ihm schmeckten. Viele seiner Rezepte sind in seinen Memoiren und anderen Aufzeichnungen überliefert. Für besonders erlesene Gäste schwang Casanova höchstselbst den Kochlöffel, denn im 18. Jahrhundert gehörte es zum guten Ton, dass sich die Männer an den Kochtopf stellten.

Casanova war vor allem auch ein amouröser Feinschmecker. Er verstand es wie wohl kein anderer, die Lust am Essen mit der Lust an der Erotik zu verbinden. Die galante Eroberung einer schönen Frau begann für ihn grundsätzlich mit einem speziellen Souper. Als Beispiel für die Kochkunst

Casanovas hier nun das Ragout „Liebesnacht".

Casanova vertrat die Ansicht, dass so einfache Dinge wie Zwiebeln, Petersilie und Pfeffer wirkungsvolle Aphrodisiaka seien. Und dabei steht die schlichte Zwiebel an der Spitze! Wahrscheinlich hatte sie deshalb nichts in der Klosterküche zu suchen, denn man nahm an, dass Zwiebel im Essen den Mönchen und Nonnen die schwierige Enthaltsamkeit noch schwerer machen könnte.

Allerdings hatte der große Verführer und Feinschmecker manche Vorlieben, die den meisten von uns nicht so recht munden würden – es sei denn, man steht auf halb-

RAGOUT „LIEBESNACHT"

Zutaten für zwei Personen:

100 g Lammnierchen, Hühnerbrust und Hühnerleber
100 g Champignons
50 g schwarze Trüffel
Salz und frisch gemahlener Pfeffer
1 Prise gehackte rote Chilis
2 EL Butter
50 ml Hühnerbrühe
50 ml Madeira
4 Blätterteigpasteten
70 g Sahne
1 EL eiskalte Butter
Zitronenschnitzer
Petersilie zum Garnieren

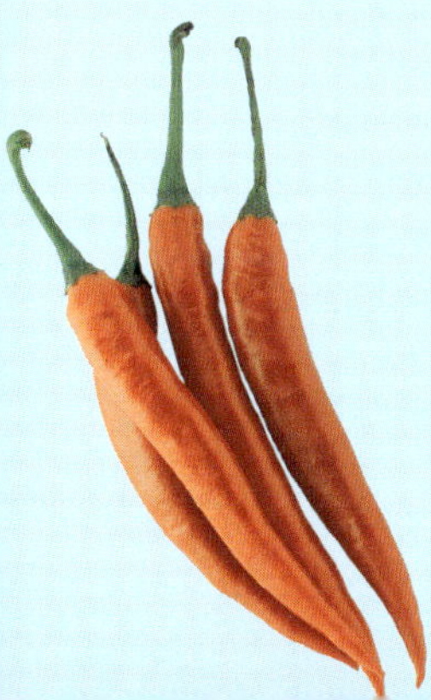

Zubereitung:

- Die Lammnierchen werden gewaschen, von eventuell vorhandenen Sehnen befreit und in Würfel geschnitten. Die Hühnerbrust wird ebenfalls gewürfelt.
- Die Hühnerleber waschen, trockentupfen und in kleine Stücke schneiden. Die Champignons putzen und in Scheiben schneiden. Die Trüffel fein hobeln.
- Lammnierchen und Hühnerbrust nun mit Salz und Pfeffer würzen, mit den Chilis in der Butter anbraten, mit einem Drittel der Hühnerbrühe ablöschen und bei milder Hitze garen. Die Champignons dazugeben und mitdünsten. Die Hühnerleber separat in der restlichen Butter anbraten, mit dem Madeira ablöschen und kurz ziehen lassen.
- Den Backofen auf 180 °C vorheizen. Die Blätterteigpasteten im Ofen etwa 10 Minuten erhitzen. Die restliche Hühnerbrühe in einem großen Topf erhitzen und etwas einkochen lassen. Nun die Sahne unterziehen, die Sauce weiterköcheln lassen, dann mit Salz und Pfeffer abschmecken. Die kalte Butter in Stückchen einarbeiten, bis die Sauce sämig wird. Das gesamte Fleisch, die Champignons und die Trüffel in die Sauce geben und darin noch 2 Minuten ziehen lassen. Noch einmal mit Salz und Pfeffer abschmecken. Nun setzen Sie die Pasteten auf die Teller und füllen sie mit dem Ragout. Mit Zitrone und Petersilie garnieren. Fertig.

verwestes Wild oder madigen Käse:

„Ich liebte alle scharf gewürzten Speisen: Makkaronipastete von einem guten neapolitanischen Koch, die Olla podrida der Spanier, den neufundländischen Stockfisch, Wildbret im höchsten Stadium seines Duftes, von Käse gerade diejenigen Sorten, deren Vollendung sich dadurch zeigt, dass die Tierchen, die sich in ihnen bilden, sichtbar werden." Casanova war ein totaler Cheese-Maniak, wollte sogar ein eigenes Käselexikon publizieren, doch dann gab er das Projekt wieder auf, da es „über meine Kräfte" ging.

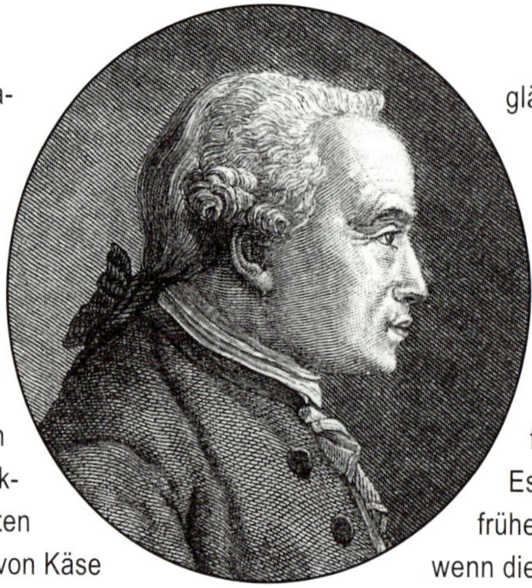

Immanuel Kant

Der Meisterphilosoph aus Königsberg war nicht nur ein legendärer Denkmeister, sondern auch ein profilierter Gourmet, der gutes Essen und Trinken durchaus über seine Philosophie stellte. Er aß und trank gern und viel und liebte es, ein gastfreundliches Haus zu führen, in dem es zu mehr oder minder hochgeistigen Tischgesprächen auch erstklassiges Essen gab. Kant war Mitglied vieler Gesellschaften und wurde sehr oft eingeladen, denn in der eher drögen ostpreußischen Highsociety galt er als glänzender Unterhalter.

Bei ihm zu Hause wurde das Mittagsmahl immer um 13 Uhr eingenommen. Und es waren fast täglich Freunde eingeladen, was dazu führte, dass sich das Essen mitunter bis zum frühen Abend ausdehnte, wenn die Unterhaltung mit den Freunden es eben so mit sich brachte. Die Speisen, die aufgetragen wurden, waren immer reichlich und üppig. Kant liebte Kalbfleischsuppen mit Einlagen aus Reis, Graupen oder Nudeln. Als zweite Platte wurde tagtäglich sein geliebtes Dörrobst aus Pommern aufgetragen, das mit kleinen Rindfleisch-Scheiben umlegt war.

Dann schlug die Stunde der Braten und des Senfs. Völlig gleich, ob es Rinderfilets, Lammkoteletts oder Schweinelendchen gab, egal, ob Hühner, Truthähne oder eine Gans aufgetragen wurden – immer musste es reichlich Senf dazu geben. Der Senfkonsum des Philosophen war legendär. In diesem Punkt glich er dem Preußenkönig Friedrich II., denn der Monarch und der Denkmeister waren beide der Ansicht, dass die wundersame Kraft des Senfes das Gedächtnis stärke. Kant liebte auch die Butter: Alle Gemüse- und Fleischgerichte mussten mit reichlich Butter angerichtet werden, sonst wurde der Philosoph zum Nörgler.

Und auch der Wein war eine der ganz großen Lieben des Philosophen: Für einen guten Bordeaux konnte er sich über alle Maßen begeistern, und wenn es an einer Tafel wirklich guten Wein gab, dann langte Kant kräftig zu und machte sogar seinem Zeitgenossen Casanova Konkurrenz: Nach ein paar Gläsern wurde der strenge Denker zum galanten Schwerenöter, der die anwesenden Damen mit eleganten Komplimenten überhäufte.

Kant und der Wein waren enge, allerengste Vertraute. Noch in seinem 80. Lebensjahr schrieb er an einen sehr guten Freund: „Ich darf mich freundlich rühmen, dass ich niemals in meinem ganzen Leben, auch heute nicht, zum Verräter des Weines geworden bin. Ich hoffe, dass der alte Vater Noah dieses im Himmelskontorbuch günstig vermerkt hat!"

Und trotz seiner „Kritik der reinen Vernunft" – oder vielleicht gerade deswegen – wusste er, dass die Liebe gern den Weg über den Magen nimmt.

Für junge Frauen, so der alte Kant, sei es viel wichtiger, die Kochkunst zu erlernen als das Klavierspiel. Denn: „Wenn Sie arbeitsame Männer heiraten, meine Allerteuersten, ist es ratsamer, dass Sie Ihren zukünftigen Ehemann nach vollbrachter Arbeit durch eine wohlschmeckende Schüssel ohne Musik bewillkommnen als durch eine schlecht schmeckende mit Musik."

Johann Wolfgang von Goethe

Der Dichterfürst hatte viele Musen; und zwei von ihnen hießen Essen und Trinken. Denn Herr von Goethe war nicht nur ein großer Schreiber, sondern auch ein gestandener Liebhaber und Gourmet – und als solcher wusste er, dass Liebe oft den Weg durch den Magen nimmt. Eine Weisheit, die er sein ganzes langes Leben beherzigte: Bis ins hohe Alter war es eine seiner bevorzugten Strategien, den Damen Liebesgaben in Form diverser Lebensmittel und Schleckereien zu schicken. Diese Leckerbissen, so wusste der eifrige Galan, waren oft der Schlüssel zum Herzen der aktuell Auserwählten.

Wie sehr der Dichter das Schöne am Essen liebte, zeigt sich nicht zuletzt an der Begeisterung, mit der er von seiner Italienischen Reise 1787 aus Neapel berichtete: „Bei Santa Lucia sind die Fische nach ihren Gattungen meist in reinlichen und artigen Körben, Krebse, Austern, Scheiden, kleine Muscheln, jedes besonders aufgetischt und mit grünen Blättern unterlegt. Die Läden von getrocknetem Obst und Hülsenfrüchten sind auf das mannichfaltigste herausgeputzt. Die ausgebreiteten Pomeranzen und

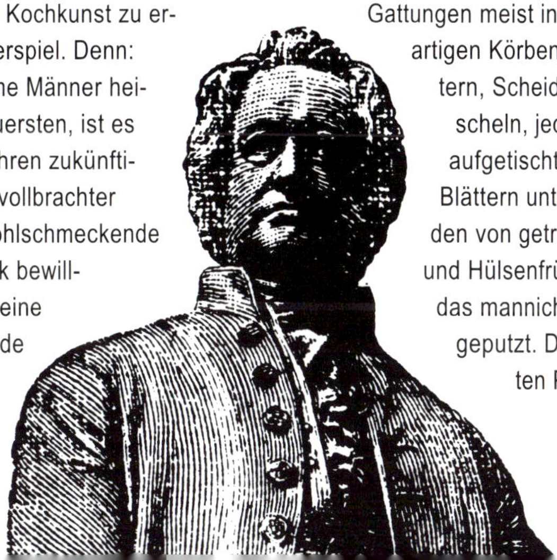

Citronen von allen Sorten, mit dazwischen hervorstechendem grünen Laub, dem Auge sehr erfreulich. Aber nirgends putzen sie mehr als bei den Fleischwaaren, nach welchen das Auge des Volks besonders lüstern gerichtet ist, weil der Appetit durch periodisches Entbehren nur mehr gereizt wird.

Die Boutiquen, wo grüne Sachen verkauft werden, wo Rosinen, Melonen und Feigen aufgesetzt sind, erfreuen das Auge auf das allerangenehmste. Die Esswaaren hängen in Guirlanden über die Straßen hinüber; große Paternoster von vergoldeten, mit rothen Bändern geschnürten Würsten; wälsche Hähne, welche alle eine rothe Fahne unter dem Bürzel stecken haben. Man versicherte, dass deren dreißig tausend verkauft worden, ohne die zu rechnen, welche die Leute im Hause gemästet hatten. Außer diesem werden noch eine Menge Esel mit grüner Waare, Capaunen und jungen Lämmern beladen durch die Stadt und über den Markt getrieben, und die Haufen Eier, welche man hier und da sieht, sind so groß, dass man sich ihrer niemals so viel beisammen gedacht hat.

Und nicht genug, dass alles dieses verzehret wird: alle Jahre reitet ein Polizeidiener mit einem Trompeter durch die Stadt und verkündigt auf allen Plätzen und Kreuzwegen, wie viel tausend Ochsen, Kälber, Lämmer, Schweine der Neapolitaner verzehrt habe. Das Volk höret aufmerksam zu, freut sich unmäßig über die großen Zahlen, und jeder erinnert sich des Antheils an diesem Genusse mit Vergnügen."
Soweit die Begeisterung des Großmeisters für italienische Lebensmittel. Doch auch zu Hause in Weimar achtete er sehr auf die Qualität seiner Nahrung, wobei er aber – ganz Johann Wolfgang Goethe – nur die Befehle gab: Dort und dort ist einzukaufen, so und so ist das zuzubereiten! Und wehe, es lief einmal anders: Dann wurde der lorbeerbekränzte Dichterfürst sauer und fluchte, dass die Wand wackelte. Da aber jeder in seiner Umgebung heftigst bemüht war, seinen Wünschen, Launen und Befehlen zu gehorchen, war der Gourmet wohl immer zufrieden mit dem, was man ihm untertänigst servierte. Ein goethesches Frühstück sah zum Beispiel so aus: Geräucherte Zunge, Pökelfleisch, kalte Beefsteaks, „sonstige Cotelettes" und andere heftige Dinge mussten auf den Tisch.

Schon als wohlhabender Student in Leipzig ließ Goethe auch in kulinarischer Hinsicht nichts anbrennen. Seinem Freund Jacob Riese schrieb er über das Essen: „Ich habe kostbaaren Tisch. Merkt einmahl unser Küchenzettel. Hüner, Gänße, Truthahnen, Endten, Rebhüner, Schnepfen, Feldhüner, Forellen, Hassen, Wildpret, Hechte, Fasanen, Austern ..." Goethe blieb bis zu seinem Tode ein Fan der guten Küche und ließ sich auch im hohen Alter noch so manches üppige Mahl auftragen. So gab es an Silvester 1831 – seinem letzten Silvester – mittags Sagosuppe, Gänseleber mit Sauce, Märkische Rübchen mit

Welches Verhältnis Goethe zum Rebensaft hatte, mag folgende Anekdote verdeutlichen:

Goethes Geburtstag war der 28. August. Am 27. August 1818 erhielt sein treuer Diener Karl Stadelmann den Befehl, zwei Flaschen Rotwein und zwei Gläser zu bringen und in den sich gegenüberliegenden Fenstern eines Zimmers aufzustellen. Nachdem Stadelmann das getan hatte, begann Goethe im Zimmer umherzuspazieren, wobei er in angemessenen Zwischenräumen an den Fenstern stehen blieb und bei jeder „Rast" ein Glas Wein leerte. Nach einer geraumen Weile tritt der Leibarzt Rehbein ein.

Goethe: *„Ihr seid mir ein schöner Freund! Was für einen Tag haben wir heute und welches Datum?"*
Rehbein: *„Den 27. August, Exzellenz."*
Goethe: *„Nein, es ist der 28. und mein Geburtstag."*
Rehbein: *„Ach was, den vergesse ich nie; wir haben den 27."*
Goethe: *„Es ist nicht wahr! Wir haben den 28.!"*
Rehbein: *„Den 27.!"*
Goethe klingelt, der Diener Stadelmann tritt ein.
Goethe: *„Was für ein Datum haben wir heute?"*
Stadelmann: *„Den 27., Exzellenz."*
Goethe: *„Dass dich der ... Kalender her!"*
Stadelmann bringt den Kalender, sein Chef blickt darauf und schweigt für eine ganze Weile. Dann:
Goethe: *„Donnerwetter! Da habe ich mich ja umsonst besoffen!"*

Koteletts, Rehrücken und Apfelkompott; abends gab es den Rest der Suppe und Wildbret. Man fragt sich, wie der alte Herr das noch alles vertragen konnte – immerhin war er an diesem Silvester 81 Jahre alt. Vielleicht ist er aber auch gerade deswegen so alt geworden, weil er sein ganzes Leben lang gut gegessen hat. Und getrunken.

Ja, der Wein! Johann Wolfgang und der Wein! Er war – mit seinen Frauen und der Schreiberei – das Lebenselixier des Dichters, und seine Weinrechnungen waren gigantisch. Anders als der arme Beethoven, der sich mit billigem Fusel langsam in den Tod trank, konnte sich der wohlhabende Bürgersohn und geschickte Ellenbogenkarrierist Tropfen der ganz feinen Art leisten. Ob rot oder weiß, ob aus Deutschland, Italien oder Frankreich, nur das Beste war ihm gut genug. Und sein „Lieblingstranck", Weine aus der Würzburger Gegend, musste immer vorhanden sein – sonst wurde der Meister „verdrüsslich".

Otto von Bismarck

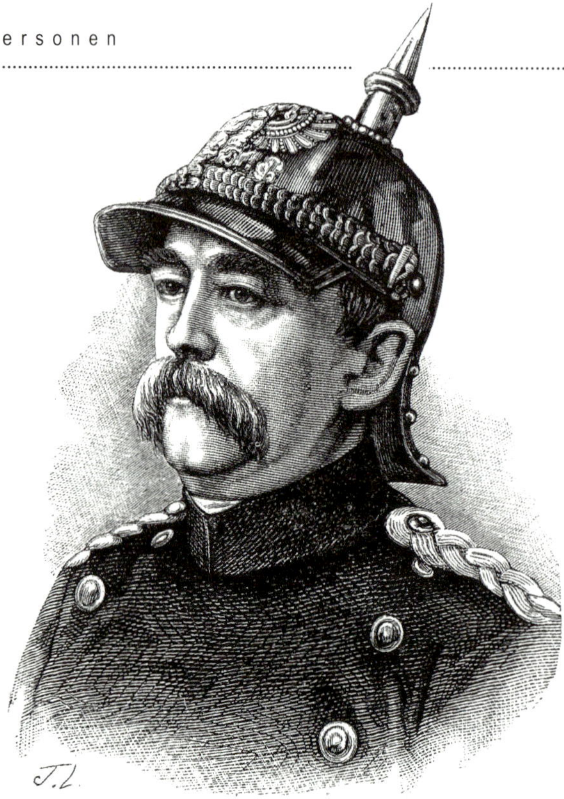

Jeder kennt ihn als „eisernen Kanzler“ – aber auch als Gourmet und schwergewichtigen Gourmand? Otto von Bismarck war nicht nur mit politischen Fähigkeiten gesegnet, sondern auch mit einem sehr, sehr gesunden Appetit. Der Kanzler konnte für drei essen, immer und überall und zu jeder Uhrzeit. Schon als junger Beamter nahm er zu Empfängen vorsorglich ein paar belegte Brote mit, wenn er Zweifel an der Reichhaltigkeit des Büfetts hegte. Und von seinem Leibarzt wissen wir, dass Bismarck zum Frühstück mitunter bis zu 16 Eier verspeist hat. Augenzeugen berichten, dass ein „leichter Lunch“ à la Bismarck aus Kaviar, Anchovis, Räucheraal, Königsberger Klopsen, Hausmacherwurst, in Bouillon eingelegten Heringen, Kartoffelsalat und pommerschem Gänsefett sowie diversen anderen kalten Speisen bestand.

Selbst so etwas extrem Feines wie Seezungenfilets geriet bei ihm zur deftigen Mahlzeit. Erst wurden die Filets mit einer getrüffelten Fischfarce gefüllt; an weiteren Zutaten benötigte der Koch dann Artischocken, Austern, Miesmuscheln, Krabbenschwänze und Pilze. Schließlich wurde das Gericht mit einer Weißweinsauce und einer Sauce hollandaise übergossen. – Das sind „Seezungenfilets à la Bismarck!“ Mahlzeit! Guten Appetit!

Auf dem Gipfel von Bismarcks Ruhm wurde alles Mögliche nach ihm benannt. Zum Beispiel der „Bismarck-Salat“, der aus Rotkohlstreifen mit Kopfsalat besteht, die mit einer Essig-Öl-Marinade und Meerrettich dressiert werden. Oder das italienische „Bistecca alle Bismarck“: ein Steak mit zwei Spiegeleiern.

Aber wie kommt der so genannte „Bismarckhering“ – eine doch eher karge Angelegenheit – zu der Ehre, den Namen des esslustigen Kanzlers zu tragen? So ein schlichtes, einfaches Fischlein? Es will nicht so recht zu dem immer hungrigen Kanzler passen, und es lässt sich auch bis heute nicht eindeutig klären, wie der Fisch zu der Ehre kam. Bismarck soll zwar nichts gegen Heringe gehabt haben, doch stand der simple Fisch wahrlich nicht im Zentrum seines Appetits. Trotzdem ist der „Bismarckhering“ ein feststehender Begriff, ohne dass es bisher gelungen wäre, die Namensgebung klipp und klar zu belegen. Folgende Interpretation ist zwar auch nicht belegt, gilt aber als die wahrscheinlichste: Bismarck soll gesagt haben, wenn der Hering so teuer wie der Hummer wäre, dann gälte er auch in feinsten Kreisen mit Sicherheit als Delikatesse. Womöglich war es aber auch einfach die „Heringsindustrie“, die ihm diesen Fisch in den Mund gelegt hat. Nach Bismarck wurde damals vieles benannt, von einer Inselgruppe in der Südsee über eine Farbe – Bismarckbraun – bis hin zur Seife. Was Sie aber nicht davon abhalten sollte, sich einen angeblichen oder tatsächlichen „Bismarckhering“ schmecken zu lassen. Wer es lieber etwas weniger sauer und karg mag, dem sei hier das „Schweinefilet à la Bismarck“ empfohlen – wobei natürlich offen bleibt, ob der eiserne Kanzler tatsächlich für dieses Rezept verantwortlich ist oder ob es ihm von findigen Köchen in den Mund gelegt wurde.

SCHWEINEFILET À LA BISMARK

Zutaten für vier Personen:

2 Schweinefilets à 400 g
1 Zweig frischer Rosmarin, gehackt
1 Zweig frischer Salbei, gehackt
Salz und frisch gemahlener weißer Pfeffer
3 Knoblauchzehen
4 EL Walnussöl
1 Zwiebel, klein gehackt
2 frische, junge Karotten, in Scheiben geschnitten
1 kleines Bouquet garni
130 g Blütenhonig
5 cl weißer Balsamico

Zubereitung:

- Die Schweinefilets mit Rosmarin und Salbei einreiben, anschließend salzen und pfeffern. Die Knoblauchzehen schälen und in feine Scheiben schneiden. Die Filets damit spicken. Wickeln Sie nun jedes Filet in Frischhaltefolie ein und lassen Sie es 4 Stunden im Kühlschrank ruhen.
- Anschließend entfernen Sie den Knoblauch und braten die Filets in etwas Öl bei mittlerer Hitze in einem Schmortopf an. Wenn das Fleisch Farbe hat, geben Sie die Zwiebel, die Karotten und das Bouquet garni dazu. Lassen Sie die Zutaten 15 Minuten zugedeckt bei mittlerer Hitze garen.
- Nehmen Sie die Filets heraus und geben Sie 20 cl Wasser dazu. Lassen Sie diesen Fond bei mittlerer Hitze reduzieren, erst dann salzen und pfeffern.
- Verrühren Sie den Honig mit dem Balsamico und streichen Sie die Filets von allen Seiten damit ein. Legen Sie das Fleisch in eine Auflaufform und lassen Sie es im Backofen bei 200 °C 5 Minuten braten. In der Zwischenzeit passieren Sie die Sauce durch ein Sieb.

Honoré de Balzac

Beim Eintreten ist man überrascht, wie ordentlich der Tisch gedeckt ist; er funkelt von Silber, von Kristall; das damastene Tischtuch schimmert ... Zwei Stunden später, und man könnte von einem Schlachtfeld nach dem Kampf sprechen: überall zerbrochene Gläser, zusammengeknüllte, zerknitterte Servietten, halb verzehrte Gerichte, die einen unangenehmen Anblick bieten; alsdann ein Geschrei, dass man meint, der Kopf platze einem, spaßige Tischreden, ein Feuerwerk von boshaften Bemerkungen und schlechten Scherzen; die Gesichter sind purpurrot, ... es herrscht ein Höllenlärm, die einen zerschlagen Flaschen, andere stimmen Lieder an; ... man liegt einander in den Armen oder prügelt sich ... und keiner weiß mehr, was er isst, was er trinkt oder was er sagt ..."

In der französischen Literatur ist Balzac der Erste, der auch genau die Speisefolgen beschreibt, wenn seine Figuren zu Tisch schreiten. All seine schreibenden Vorgänger hätten das als viel zu „gewöhnlich" für die hohe und heilige Literatur befunden, die sie zu produzieren glaubten.

Doch Balzac gibt sich nicht damit zufrieden, die Kunst des Essens und Trinkens in seine Romane zu integrieren. Als Autor kulinarischer Schriften verfasst er 1827 obendrein das gewichtige Vorwort zu den Werken „Der französische Gastronom oder die Kunst des guten Lebens" und „Von der Kunst, ein Abendessen auszurichten, Braten zu transchieren, zu servieren und Weine zu verkosten" und spart dabei nicht mit launigen Anmerkungen zur Kunst des Kochens und Speisens. Auf diese Weise sicherte sich der berühmte Romancier einen Platz in der gastronomischen Literatur – ganz besonders auch durch seine „Gastronomische Physiologie", die 1830 erschien.

Balzac war auch ein großer Süßschnabel und schrieb mit Genuss und ausführlich über Pfirsichkompott „von erhabenem, wunderbarem Wohlgeschmack", er liebte Ingwerbirnen, Orangencreme, Orangensalat und glacierte Maronen. Über all diesen Schleckereien thronte für ihn jedoch der Englische Pudding, der damals in Frankreich große Mode war.

Besonders angetan hatten es ihm auch die Fische und Meeresfrüchte, die im katholischen Frankreich an den fleischlosen Tagen eine hervorragende Alternative waren. Balzac liebte Austern und verspeiste sie in rauen Mengen. Balzac schwärmte in den höchsten Tönen von Steinbutt mit Austern, Steinbutt in heller Buttersauce, Seezunge auf normannische Art, Steinbeißer in Graves-Rotwein, Makrele mit Johannisbeeren, Störragout auf bürgerliche Art, Aalragout in Weinsauce mit Pflaumen, gegrillten Hering mit Senf und vielem anderen mehr. Der Schriftsteller stellte sich zwar niemals selbst an den Herd, doch er kannte eine Menge Rezepte der Köche und der Haushälterinnen.

POCHIERTE MEERÄSCHE IN MORCHELRAHM

Zutaten für vier Personen:

70 g Möhren, in feine Scheiben geschnitten
70 g Sellerie, in kleine Stücke geschnitten
1 Bouquet garni
1 EL schwarze Pfefferkörner im Mullbeutel
1 Meeräsche von ca. 1,5 kg
30 g getrocknete Spitzmorcheln
4 EL Crème fraîche
25 g Butter
Salz und frisch gemahlener Pfeffer

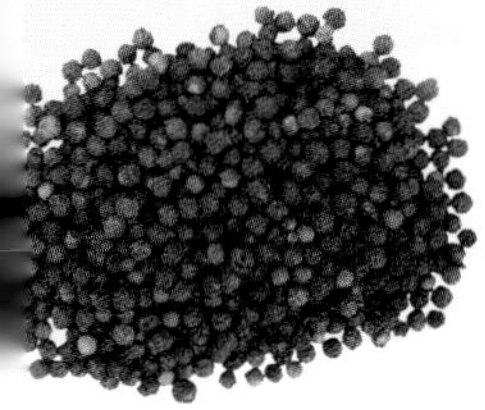

Zubereitung:

- Bringen Sie 2 Liter gesalzenes Wasser zum Kochen. Fügen Sie Möhren und Sellerie mit dem Bouquet garni und dem Pfefferbeutel hinzu. Lassen Sie die Meeräsche 25 Minuten im Wasser pochieren, und lassen Sie sie dann weitere 10 Minuten darin liegen.
- Spülen Sie in der Zwischenzeit die Morcheln kalt ab und weichen Sie sie anschließend kurze Zeit in 125 ml Wasser ein. Kochen Sie die Morcheln in dem zuvor gefilterten Einweichwasser, bis das Wasser verdampft ist.
- Nehmen Sie die Meeräsche aus dem Sud und legen Sie sie auf eine heiße Platte. Entfernen Sie auch das Bouquet garni und den Pfefferbeutel. Geben Sie die Gemüsewürfel, die Crème fraîche und die Butter zu den Morcheln. Salzen und pfeffern Sie alles.
- Legen Sie die Meeräsche auf ein Küchenbrett, häuten und filetieren Sie den Fisch. Dann legen Sie die Meeräsche wieder auf die heiße Platte und richten sie mit dem Morchelrahm an.

Balzac aß gern, gut und viel, und es ist überliefert, was er sich einverleibte, als er sich von seinem Verleger Werdet ins „Véry“ einladen ließ. Um zu verstehen, was der Romancier bei dieser Einladung veranstaltete, muss man wissen, dass das „Véry“ damals „der König unter den Restaurants und das Restaurant der Könige“ war. Auf der Speisekarte fanden sich 25 verschiedene Hors d'œuvres, 70 Vorspeisen, 28 Fischgerichte, 40 Süßspeisen, 50 Desserts und selbstverständlich auch eine ganze Reihe anerkannter Spezialitäten wie Schweinsfüße, Kotelett nach Chingara-Art, Rindfleisch mit glaciertem Wurzelgemüse, Blutwurst mit Trüffeln, Lerchen- und Wachtelgratin, Ragout aus gebratenen Wildenten oder junge Rebhühner im Kohlmantel. Und die Preise waren wahrhaft astronomisch!

Balzac schlug „erbarmungslos“ zu: „Ohne die Vorspeisen und kleinen Fantasien wie Süßspeisen, Früchte, Birnen mitzuzählen“, vertilgte er 100 Austern, zwölf Lammkoteletts, eine Ente mit weißen Rübchen, ein Paar gebratener junger Rebhühner und eine Seezunge auf normannische Art. Dazu gab es selbstverständlich von den feinsten Weinen aus den besten Weingütern, Kaffeekreationen und edle Liköre. Der Verleger Werdet jedenfalls soll leichenblass geworden sein, als er die Rechnung bekam.

Kleines Brevier für unbeschwerte Esser

In diesem abschließenden Kapitel möchte ich Ihnen ein paar interessante und mitunter auch amüsante Informationen aus der Welt des Essens mitteilen. Sie sind bei der Recherche zu diesem Buch in einem speziellen Notizbuch gelandet: ein kleines Sammelsurium von Dingen, die man nicht unbedingt wissen muss, die aber garantiert auch nicht schaden, sondern hier und da vielleicht ein Vorurteil über manche unserer Lebens- und Genussmittel korrigieren könnten.

Das türkische Hörnchen

Wie das Weinglas, der Café au lait, die Baguette und die Gauloises, so ist auch das Croissant, das Frühstückshörnchen, ein Symbol für das Savoir vivre der Franzosen. Das ist es wohl auch, aber es wurde trotzdem in Wien erfunden, im 17. Jahrhundert, als die türkischen Heere die Hauptstadt der Habsburger belagerten. Das türkische Feldzeichen war der bekannte Halbmond, der auch heute noch die Nationalflagge schmückt. Nachdem die türkischen Truppen geschlagen abgezogen waren, formten Wiener Bäcker das feindliche Feldzeichen aus feinem Blätterteig nach. Bei dieser Begegnung mit der osmanischen Lebensart lernten sie auch den hervorragend zum „Croissant" passenden Kaffee kennen, den sie während der Auseinandersetzungen erbeuteten und zunächst für Kamelfutter hielten.

Der ungeliebte Fisch

In den Häusern von Adeligen und „Großbürgern" war es früher üblich, dem Hauspersonal vertraglich zu versichern, dass keiner der Angestellten öfter als ein- oder zweimal wöchentlich Lachs essen müsste. In der Bretagne allerdings mussten die Bediensteten trotz aller Verhandlungen und Proteste dreimal Lachs pro Woche akzeptieren, und in Norwegen mussten sie gar fünfmal wöchentlich in den verhassten Fisch beißen. Der englische Schriftsteller Charles Dickens, der im 19. Jahrhundert lebte, beschrieb den Lachs noch als ein ausgesprochenes „Armenessen", und das blieb er noch für lange Zeit. Erst in den 50er-Jahren des 20. Jahrhunderts begann die steile Karriere dieses Fisches zum Luxusartikel, ganz besonders in Form des Räucherlachses.

Der Hummer – ein Kardinal und Geier

Der Hummer, der „Kardinal der Meere", ist ein wahrer Großmeister des Wohlgeschmacks und übertrifft all seine engeren und ferneren Verwandten. Die besten Hummer sind die aus den kälteren Gewässern, zum Beispiel die bretonischen Hummer und die aus dem Norden der USA. Auch im Mittelmeer sollen exzellente Hummer vorkommen, aber hier bestätigt eher die Ausnahme die Regel. Man könnte den Hummer jedoch auch als „Geier der Meere“ bezeichnen, denn paradoxerweise erhält der Aasfresser das feine Aroma von seiner Lieblingsspeise, verrottetem Fisch und Meeresgetier. Aber das soll einen wahren Feinschmecker nicht stören, und das hat es wohl auch noch nie. Allerdings sollte der Hummer frisch aus dem Meer kommen, wenn er wirklich gut sein soll. Lassen Sie sich durch die Aquarien mit den lebenden Tieren nicht täuschen, denn der Kardinal – oder Geier – der Meere beginnt zu verkümmern, sobald er das Meer verlassen hat. Ein frischer, toter Hummer, in Algen eingewickelt oder auf Eis frisch gehalten, ist immer besser. Denn nach fünf Tagen Gefangenschaft im Aquarium ist der Geschmack des Hummers unwiederbringlich dahin. Am schlechtesten sind gekochte und tiefgefrorene Hummer. Einen solchen zu kaufen, ist reine Geldverschwendung, denn er ist übergart, mehlig und ausgelaugt.

Fastfood anno dazumal und heute

Das klingt so wahnsinnig modern und amerikanisch, ist es aber eigentlich nicht. Trotz McDonald's, Burger King und was es sonst noch so an Fastfood-Tempeln gibt. Das Wort ist zwar amerikanisch, doch das „schnelle Essen“ ist keine Erfindung unserer hektischen Zeit, sondern eine uralte Angelegenheit. Den Schnellimbiss gab es bereits im 6. Jahrhundert v. Chr. Man kannte ihn in Babylon ebenso wie in Griechenland oder in Rom. Auch im ganz alten China konnte man auf den Märkten fertigen Keng-Eintopf kaufen, eine Art Ragout mit Reis und Hirse, außerdem gab es gebratene Krabben, heißen Kuchen und gefüllte Teigtaschen.

Bei den alten Griechen speiste das einfache Volk in Garküchen, in denen es Suppen oder Würstchen gab. Die Würste waren meist vom Esel oder vom Hund. Es gab auch mit Blut und Fett gefüllten Ziegenmagen, der auf Holzkohle gegrillt wurde. Und im alten Rom waren die meisten Proletarier sogar auf die Imbissbuden angewiesen, weil sie in ihren winzigen Wohnungen keine Kochmöglichkeit besaßen. Die Armen der mächtigen Metropole speisten vorzugsweise Schweinefleisch, und wer weiß, womöglich hatten sie auch schon ein „Schnitzel Wiener Art“ erfunden. Auch im Reich der Perser gibt es seit Urzeiten Fastfood, zum Beispiel kleine Spieße mit Fleischstückchen, die mit sehr dünnem heißen Brot umwickelt werden und himmlisch schmecken. Und in den Städten an der alten Seidenstraße konnten die Reisenden jahrhundertelang vielfältiges Fastfood aus vielen Ländern verspeisen.

Die Legende vom Filet Chateaubriand

Kennen Sie den französischen Dichter, Schriftsteller und Philosophen Francois-René Chateaubriand? Nein? Das ist keine Bildungslücke, denn zumindest hier zu Lande blieb der Mann weitestgehend unbekannt. Nur, dass er dieses köstliche Filetrezept erfunden hat, wissen wir. Stimmt aber gar nicht. Der Mann hat überhaupt nichts Kulinarisches erfunden. Er interessierte sich nicht sonderlich fürs Essen, sondern ernährte sich zumeist von Milchspeisen.

Bei einem Besuch in London – so die nette Legende – soll Chateaubriand seinen Leibkoch Montmirel gebeten haben, ein Gericht zu erfinden, das besser sein sollte als das berühmte englische Steak. Montmirel habe darauf ein Lendenstück zwischen zwei Steaks gebraten und dann lediglich das vom Saft der Steaks durchtränkte Stück Rinderlende serviert. Der Schriftsteller Chateaubriand hat sich zu diesem Vorgang nicht geäußert, und da er immer sehr um seinen Ruhm bemüht war, kann man wohl davon ausgehen, dass er tatsächlich nichts mit dem Rezept zu tun hatte. Aber er war immerhin so ehrlich, sich diese Lorbeeren nicht an den Hut zu stecken. Der wirkliche Erfinder des „Filet Chateaubriand“ war ein bekannter Koch namens Chabrillon.

Französischer Champagner

Jedem von uns ist klar, dass diese alkoholische Luxusbrause aus Frankreich stammt, und zwar aus der Champagne, wie der Name schon sagt. Noch genauer: Der blinde Mönch Dom Perignon hat das Edelgesöff erfunden. Das ist eine hübsche Legende, die besonders in der Champagne hingebungsvoll gepflegt wird. Allerdings hat die Geschichte einen kleinen Haken: Sie ist nicht wahr.

Im 17. Jahrhundert bezogen die Engländer fassweise Wein aus der Champagne. Zumeist wurde im Winter geliefert, deshalb kann man annehmen, dass des Öfteren eine noch nicht vollständig abgeschlossene Gärung durch die Kälte unterbrochen wurde. Die Engländer füllten den Wein in Flaschen um, die sie mit Naturkorken verstöpselten. Da es in den Gasthäusern wärmer war als auf den winterlichen Straßen, erwachte die Hefe aus ihrem kurzem „Winterschlaf“, und es setzte eine Nachgärung ein. Dabei bildete sich Kohlensäure, die beim Öffnen der Flasche mit einem lauten Plopp entwich. Die Briten fanden an dem brausenden Getränk, das angenehm auf der Zunge kitzelte, so großen Gefallen, dass sie den merkwürdigen Wein nicht wegschütteten, sondern überlegten, wie sie den Anteil an prickelnder Kohlensäure gezielt erhöhen könnten.

Der Engländer Christoph Merret – so berichtet zumindest der britische Weinexperte Tom Stevenson – reichte bereits 1662 eine Schrift bei der Royal Society ein, in der beschrieben wird, wie man Wein durch eine Zugabe von Zucker zu einer

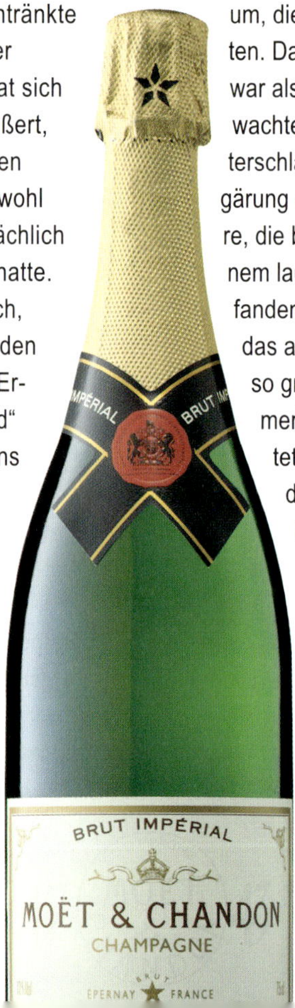

zweiten Gärung und damit zum Schäumen bringen kann. Da man allerdings nicht recht verstand, was da eigentlich vor sich ging, waren die Zuckermengen völlig beliebig, was zur Folge hatte, dass ein Drittel der Flaschen explodierte.

Der französische Mönch Dom Perignon trat sein Amt als Kellermeister der Abtei Hautvillers erst vier Jahre später an. Also kann er den Champagner nicht erfunden haben. Trotzdem gibt es kaum eine Technik oder einen handwerklichen Kunstgriff in der klassischen Champagnerproduktion, der nicht auf Dom Perignon zurückgehen soll. Tatsächlich aber geht nicht einmal so eine elementare Kellertechnik wie das „Rüttelpult" auf ihn zurück. Soweit die Experten wissen, ist es eine Erfindung deutscher Kellermeister, die schon in den Anfangsjahren der Champagnerproduktion, als die Technik erst noch entwickelt werden musste, im Dienst der heutigen großen Hersteller stand. Champagner war damals in erster Linie ein Exportprodukt. Die französischen Gourmets mochten ihn nicht so sehr. Die Briten, die zufällig über den Champagner gestolpert waren, steuerten im Weiteren noch etwas ganz Wesentliches zur Entwicklung bei: Sie machten aus dem süßen „Dessertwein" einen geschmacklich korrekten Champagner, indem sie ihm das Süße nahmen und ihn „trocken" machten: „Brut" und „Extra Brut". So gesehen ist der Champagner eine europäische Gemeinschaftsproduktion, zu der Frankreich die wunderhübsche Legende vom blinden Kellermeister Dom Perignon beisteuerte. Er wurde ein berühmter Mann, ein Nationalheld. Ein Tipp noch zum Schluss: Erzählen Sie diese Geschichte niemals einer Französin oder einem Franzosen.

Frische oder alte Eier

Nach der Überzeugung von Eierexperten braucht ein Ei zehn Tage, um sein volles Aroma zu entwickeln. Das klingt fast so, als wollte man mit dieser Behauptung „auf Zeit spielen", um auch etwas ältere Eier noch verkaufen zu können. Das liegt zwar nah, scheint aber wohl doch nicht so zu sein: Bei einer landwirtschaftlichen Ausstellung durften Besucher diverse hart gekochte Eier probieren und angeben, welche ihnen am besten schmeckten. Sie wussten natürlich nicht, dass die Eier verschieden alt waren: 3, 14 oder 21 Tage alt. Die Auswertung der Antworten von 3000 Testessern ergab, dass den meisten Menschen die 14 Tage alten Eier am besten geschmeckt hatten. Auf Platz 2 landeten die Drei-Tage-Eier, die 21-Tage-Eier schmeckten den wenigsten.

Fugu – ein Killerfisch

Diese japanische Fischspeise ist eine ganz besondere Spezialität. Sie ist eine der teuersten Delikatessen in Japan, die von besonders geschickten Köchen zubereitet wird, deren Honorar auch dementsprechend hoch ist. Aber die Preise sind gerechtfertigt, denn immerhin legen Sie Ihr Leben in die Hand des Kochs, der Ihren Fugu zubereitet. Denn jedes Mal, wenn Sie diesen Fisch essen, könnte es das Letzte sein, was Sie überhaupt essen. Der Fugu soll der giftigste aller Kugelfische sein, und die Kunst der Zubereitung besteht darin, die hochgiftigen Teile des Fisches so zu behandeln, dass eine bestimmte Menge des Giftes im Fisch erhalten bleibt. Die todbringende Substanz heißt Tetradotoxin, auch Fugutoxin genannt: ein Gift, das 100-mal tödlicher ist als Strychnin oder Zyanid. Deswegen wässert der Koch das Fischfleisch mehrere Stunden lang, wobei das Wasser regelmäßig erneuert wird. Wenn er der Ansicht ist, Sie könnten das Risiko jetzt eingehen, dürfen Sie den Fisch essen.

„Hauswild" und was dahinter steckt

Wer in unseren Breiten dieses Wort auf einer Speisekarte findet, kann wohl davon ausgehen, dass es sich um Hirsche oder Rehe handelt, die aus einem Zuchtgehege stammen. Sie werden zwar nicht unbedingt so schmecken wie echte Wildtiere, doch es handelt sich immerhin um Hirsche oder Rehe. Sollten Sie aber jemals nach China reisen und dort in einen entlegenen Ort geraten, könnten Sie auch dort „Hauswild" auf der Speisekarte finden. In China ist das ein sehr altes Gericht, und Sie finden es nur noch sehr selten auf den chinesischen Speisekarten. Aber ob Sie mit dem „Hauswild" einen echten Schatz gefunden haben, ist doch sehr zu bezweifeln: Denn „Hauswild" ist in diesem Fall eine beschönigende Umschreibung für „Ratte".

Naturreiner Honig

Wabenhonig ist flüssig, und manche Menschen glauben, der edle Stoff sei nicht mehr genießbar, sobald er beginnt, Kristalle zu bilden. Er gilt dann als „alt" und schlecht. Doch das ist ein großer Irrtum: Die Kristallisation ist ein ganz natürlicher Prozess, und sie entsteht durch die voranschreitende Verdunstung des Wassers im Honig. Man kann die Kristallisation leicht rückgängig machen, indem man den Honig behutsam erhitzt. Allerdings nicht über 50 Grad Celsius, denn sonst verliert er seine Nährstoffe und sein Aroma. Und noch etwas ganz Wichtiges: Honig, der nicht zum Kristallisieren neigt, ist leider kein naturreiner Stoff.

Kaffee und Gesundheit

Wo und wann Kaffee zum ersten Mal kultiviert wurde, ist unbekannt. Manche Fachleute nehmen an, er sei erstmals um 675 in Arabien in der Nähe des Roten Meeres angebaut worden. Bis ins 15. und 16. Jahrhundert jedenfalls wurde nur wenig Kaffee angebaut – zu dieser Zeit begann man, in der jemenitischen Region Arabiens ausgedehnte Kaffeeplantagen anzulegen. Wann auch immer die ersten Tassen getrunken wurden – seitdem jedenfalls haben Gesundheitsapostel aller Zeiten und Länder ebenso penetrant wie vergeblich versucht, den Genießern dieses „Laster" auszutreiben. Ganz nach dem Motto: Was Spaß macht, kann einfach nicht gesund sein! Kaffee schadet der Gesundheit! Das ist der erste stereotype Vorwurf, der schon seit Jahrhunderten gegen das aromatisch duftende und kräftig schmeckende Gebräu erhoben wird. Das erste Kaffeeverbot aus „gesundheitlichen Gründen" wurde im Jahr 1511 in Mekka erlassen. Natürlich wurde es sehr schnell mit Hilfe eines anderen Gutachtens und eines Kaffee trinkenden Sultans wieder aufgehoben. 1633 bedrohte man in der Türkei die Liebhaber der „schwarzen Suppe" sogar mit der Todesstrafe. Aber dann hätte man große Teile des Volkes ermorden müssen, was die Regierung letztlich auch nicht wollte. Also erhob man tüchtige Steuern auf Kaffeehäuser.

Auch in Europa wird bis auf den heutigen Tag von den Ernährungspäpsten das Schreckgespenst des höchst schädlichen Kaffees beschworen. Er soll die Blutzirkulation in den Hautgefäßen blockieren, er soll die Menschen nervös machen, er lässt einen schwitzen und beschleunigt den Stuhlgang. Und wenn das nicht der Fall sein sollte, dann ist man nach Ansicht der Gurus schon so degeneriert, dass man nichts mehr richtig fühlt.

Die Aufzählung und Beschreibung der angeblich schädlichen Einflüsse des Kaffees wäre ein abendfüllendes Programm: diverse Stoffwechselstörungen, Leberleiden, Darmleiden, Magenleiden, Herz- und Gefäßkrankheiten und obendrein Rheuma. Außerdem natürlich Krebs.

Kein anderes Getränk – mit Ausnahme von Alkohol natürlich – wurde von der Ernährungsmedizin so genau untersucht wie der Kaffee. Und heute stellt sich die Angelegenheit auf Grund zahlreicher Untersuchungen so dar: Das Gebräu verursacht weder Herzinfarkt noch Schlaganfall, weder Gicht noch Diabetes. Bei Krebs kommt die Internationale Agentur für Krebsforschung (IARC) nach Auswertung aller verfügbaren Studien zu dem Resultat, dass Kaffee keinen Einfluss auf die Häufigkeit von Krebs hat. Lediglich beim Blasenkrebs wurde mitunter ein geringfügig erhöhtes Risiko festgestellt. Man stellte bei den Untersuchungen aber auch Folgendes fest: Kaffeetrinker erkranken seltener an Leberzirrhose, sie haben auch bessere Leberwerte (GGT) als Kaffeegegner. Also, gönnen Sie sich ruhig noch eine Tasse, wenn Sie meinen, Sie hätten Lust darauf!

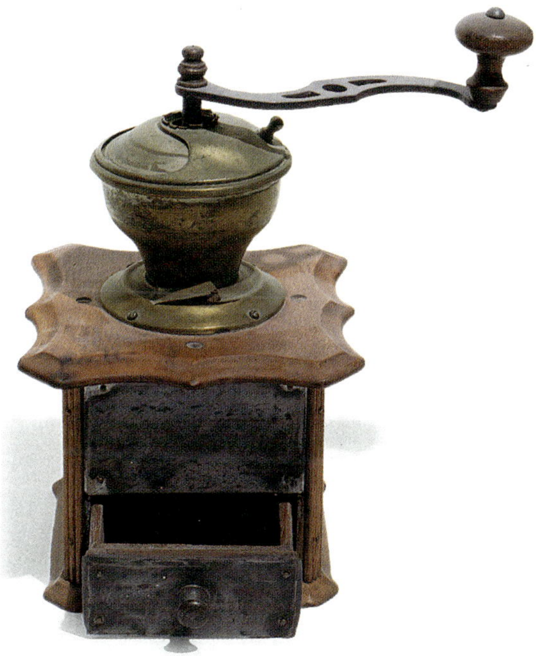

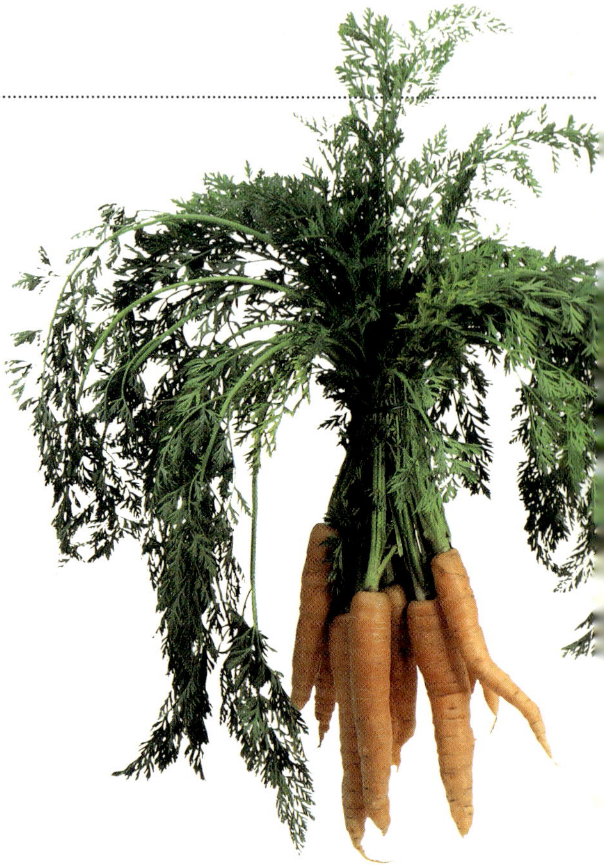

Kaffee und Sucht

Kaffee macht süchtig! Das ist der zweite stereotype Vorwurf, der schon seit Jahrhunderten gegen das kräftige Gebräu erhoben wird. Zweifellos ruft Kaffeegenuss körperliche und geistige Wirkungen hervor. Deswegen trinken wir ihn ja wohl auch. Er regt an und vermittelt uns ein gutes Gefühl. Eine gewisse Abhängigkeit scheint das Gebräu aber doch hervorzurufen. Das zeigt sich dann, wenn starke Kaffeetrinker ihren Konsum einschränken oder ganz aufgeben. Spätestens einen Tag nach der letzten Tasse bekommen sie Kopfschmerzen, sind müde, mitunter empfinden sie auch leichte Übelkeit. Und das sind ganz klar Entzugssymptome, die aber nach wenigen Tagen wieder abklingen. Manchmal ist es auch der Entzug von Kaffee, der zur „Wochenendmigräne" führt. Nämlich dann, wenn Menschen, die werktags im Büro regelmäßig Kaffee trinken, am Wochenende „enthaltsam" leben.

Aber da selbst die medizinische Fachwelt dem schwarzen Trank Wirkungen wie eine „milde Antriebssteigerung", ein „gehobenes Lebensgefühl" bis hin zur „milden Euphorie" sowie einen „gesteigerten Rededrang" attestiert, der eine „Hinwendung zur sozialen Umwelt" fördert – ist der Kaffee doch ganz offensichtlich ein ganz ausgezeichnetes, natürliches soziales Stimulans, ein sehr gut verträgliches Antidepressivum womöglich. Jede profilierte „Kaffeetante" wird das nur bestätigen können.

Was ist es denn nun eigentlich, dass die Menschen so hartnäckig an ihrem Kaffee festhalten lässt? Dieses Geheimnis entdeckten ausgerechnet die Tee trinkenden Japaner: Die euphorisierende Wirkung geht vom Koffein aus. Die japanischen Forscher erkannten, dass es den Serotoningehalt im Gehirn erhöht. Serotonin ist – streng vereinfacht – für unsere Stimmung wichtig, unser psychisches Wohlergehen ist abhängig vom Serotoninspiegel: Fällt er, dann sinkt auch die Laune in den Keller.

Karotten schmecken süß

Karotten dagegen sollen ja eher gesund sein, aber im Gegensatz zum Kaffee schmecken sie vielen Leuten nicht besonders. Und das liegt wohl daran, dass sie mehr Zucker als jedes andere Gemüse enthalten, wenn man von Roter Bete einmal absieht. Daher findet man in unseren Kochbüchern auch ziemlich wenig Karottenrezepte, abgesehen von Suppen und bestimmten Vorspeisen.

Aber das geschmähte Gemüse entwickelt ungeahnte Qualitäten in einer Disziplin, in der man es kaum vermuten würde: bei den Desserts. Es gibt Süßspeisen aus Karotten bei verschiedenen Völkern, deren Kochkünste sich nachweislich nicht gegenseitig beeinflusst haben:

Bei den Iren, die nun mal ein unverbesserliches Volk von Dichtern sind, gilt die Karotte als „Honig der Erde"; die Hindus stellen aus dem Wurzelgemüse ihre „Gajar halva" her, wobei sie die Speise auch noch mit Blattsilber verzieren – was für eine Ehre für das bescheidene Wurzelchen! Bei den Juden gibt es „Zimmes", einen Eintopf, der hauptsächlich aus Karotten besteht und obendrein noch mit Honig gesüßt wird. Die Schweizer und Österreicher backen Kuchen aus Karotten, der obenauf noch mit Marzipankarotten geschmückt wird. In England und den USA wird mitunter Marmelade aus Karotten gekocht. Und manche der englischen und amerikanischen Gourmets stellen auch noch „Karottenwein" her – doch das ist Gott sei Dank sehr selten. Und man muss wohl auch Engländer oder Amerikaner sein, um so etwas als „Wein" zu schlucken.

Killertomaten?

Die allseits gut bekannte Tomate – auch Liebesapfel, Paradiesapfel oder Paradeiser genannt – ist eine Frucht aus der Familie der Nachtschattengewächse, und das machte sie verdächtig. Zu dieser Sippschaft gehören nämlich auch die Tollkirsche und der Stechapfel, die rauschwirksame Substanzen enthalten. Andererseits gehören auch die Aubergine und sogar die kreuzbrave Kartoffel dazu. Trotzdem war die Tomate in Europa lange Zeit als Giftpflanze verschrien. Tatsache ist, dass in den Stängeln und Blättern und auch in noch grünen Früchten das Alkaloid Solanin enthalten ist, ein leicht toxischer Stoff.

In alten Rezepten wird deshalb meist empfohlen, die Tomaten mit viel Salz, Pfeffer und Öl sowie weiteren Kräutern und Gewürzen tüchtig zu kochen, um so ihren Giftgehalt zu neutralisieren. Einer der ersten Tomatenzüchter in den Vereinigten Staaten war übrigens der 1826 verstorbene Politiker Thomas Jefferson. Im Nebenberuf war er von 1801–1809 der 3. Präsident der USA. Als Tomatenzüchter war er seinen amerikanischen Zeitgenossen weit voraus, denn noch um 1860 verkündete Godey's Lady's Book, die Bibel aller amerikanischen Hausfrauen, folgende, eherne Weisheit: Das Giftzeug muss mindestens drei Stunden lang gekocht werden, bevor man es essen kann!

Auch in Europa war man nicht viel schlauer. Hier wurde man sich ab Mitte des 18. Jahrhunderts darüber klar, dass Tomaten ein gut essbares Gemüse sind.

Adressen, die weiterhelfen

Deutsche Gesellschaft für Ernährung (DGE)
Im Vogelsang 40
60488 Frankfurt am Main
www.dge.de

Das Bonner Zentrum für Essstörungen
Kaiserstraße 9
53111 Bonn
www.uni-bonn.de

Im Internet:

www.bmgesundheit.de (Bundesministerium für Gesundheit)
www.aid.de (Auswertungs- und Informationsdienst für Ernährung, Landwirtschaft und Forsten gibt zahlreiche Publikationen zum Thema heraus)
www.brigitte.de (Frauenzeitschrift BRIGITTE, die auch kritische Seiten von Diäten beleuchtet)
www.tk-online.de (Techniker-Krankenkasse)
www.ifis.org (International Food Information Service; Verbraucherinformation und Ernährungsratgeber)
www.dife.de (Deutsches Institut für Ernährungsforschung mit einem eigenen Ernährungsberatungszentrum, das auch über E-Mail erreichbar ist)

Außerdem gibt es eine Reihe von Seiten, die Service und Informationen für „Dicke" bieten:

www.join.to (Deutschlands Forum für Dicke)
www.die-speckseite.de
www.fortunecity.de
www.lifeline.de
www.molly.at
www.rundnaund.ch
www.xxl-starkeleute.de

Bücher, die weiterhelfen

Behr-Kinzel, Ulla: G. I. Revitalisierung. Schluß mit dem Diätenwahn. Osterholz-Scharmbeck 1999.
Bohlmann, Friedrich: Schlank und fit ohne Diät. München 1996.
Bohlmann, Friedrich: Essen als Medizin. München 1999.
Dohmen, Barbara: Mein Weg zum Wunschgewicht. Schluss mit dem Diätenwahn. Auswertungs- und Informationsdienst für Ernährung, Landwirtschaft und Forsten. Bonn 1998.
Heilmann, Hannelore / Schütte, Gisela: Aber bitte mit Sahne! Abschied vom Schlankheitswahn. Bergisch Gladbach 1998.
Montignac, Michel: Essen gehen und abnehmen. München 1995.
Nowak, Angela / Tröstl, Susanne: Das I feel good-Geheimnis. Ihr persönlicher Weg zum Wohlfühlgewicht. Wien 1999.
Worm, Nicolai: Diätlos glücklich. Abnehmen macht dick und krank. Genießen ist gesund. München 1998.